L'HÔPITAL SAINT-MARCOUL DE REIMS

(1645-1900)

Notes et Documents pour servir à son Histoire et à sa Description

Par HENRI JADART

Membre non résidant du Comité des Travaux historiques
Secrétaire général de l'Académie de Reims

In caritate non ficta.

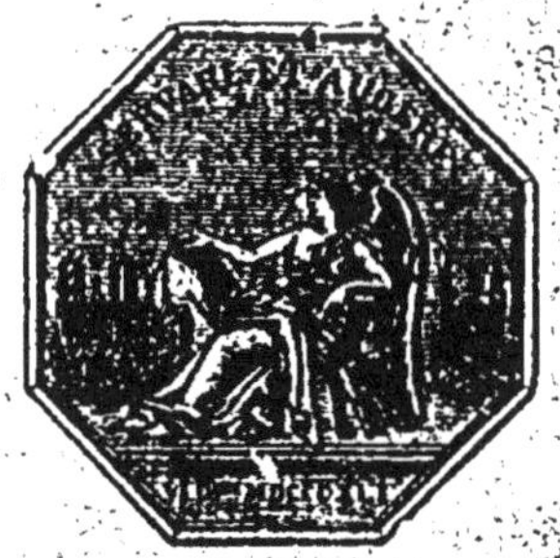

REIMS

IMPRIMERIE DE L'ACADÉMIE (NESTOR MONCE, DIR.)
24, rue Pluche, 24

1902

au Comité des [illegible]aux Historiques
et Scientifiques, recon-
naissant hommage de l'auteur
H. Jadart
Membre non résidant

L'HÔPITAL SAINT-MARCOUL DE REIMS

(1645-1900)

L'HÔPITAL SAINT-MARCOUL
DE REIMS
(1645 - 1900)

Notes et Documents pour servir à son Histoire
et à sa Description

Par HENRI JADART
Membre non résidant du Comité des Travaux historiques
Secrétaire général de l'Académie de Reims

In caritate non ficta.

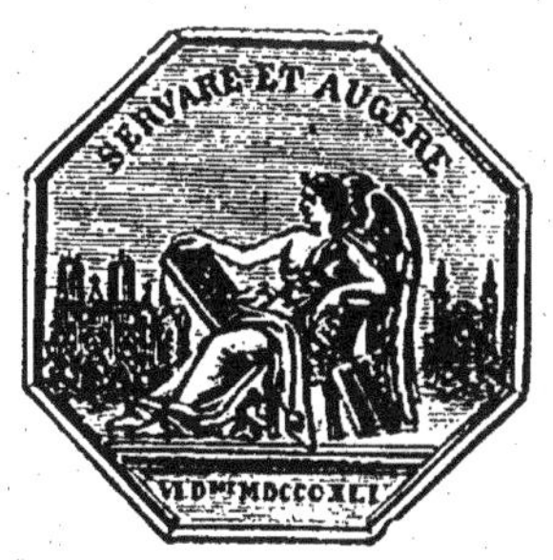

REIMS
IMPRIMERIE DE L'ACADÉMIE (NESTOR MONCE, DIR.)
24, rue Pluche, 24
1902

Extrait du tome CXI

DES TRAVAUX DE L'ACADÉMIE DE REIMS.

Tirage à part à 50 exemplaires.

L'HÔPITAL SAINT-MARCOUL DE REIMS

(1645-1900)

Notes et Documents pour servir à son Histoire et à sa Description

Communication à l'Académie de Reims le 14 février 1902

Par M. Henri JADART, Secrétaire général.

Dans ces dernières années, l'Académie de Reims a mis vainement au concours une étude d'ensemble sur les établissements hospitaliers de cette ville ou la monographie distincte de l'un d'entre eux (1). Personne n'a répondu, même par un essai de bonne volonté, à un programme si bien fait pour tenter une plume d'érudit et toucher un cœur rémois, de sorte que nous ne pouvons offrir aux lecteurs curieux de connaître le passé de l'Hôtel-Dieu, de l'Hôpital-Général, des Magneuses ou de Saint-Marcoul, que les deux brochures mises au jour par un poète local, fidèle au sort de ces maisons qui le recueillirent et où il mourut, J.-L. Gonzalle (2). C'est tout ce que le XIXe siècle a vu publier spécialement sur l'histoire des hôpitaux de Reims (3).

(1) *Travaux de l'Académie de Reims*, tomes LXXXV, p. 90, LXXXVII, p. 75, et LXXXIX, p. 86, années 1891-94 et suivantes.

(2) *Fragments extraits de l'Histoire des hospices et hôpitaux de Rheims*, 2 br. in-12, tirées à part de l'*Almanach-Annuaire Matot-Braine*, 1868, 1869, 1870. Le travail manuscrit et complet de l'auteur, mort à la Maison de Retraite en 1879, a été légué par lui à la Bibliothèque de Châlons.

(3) Il faut souhaiter, au XXe siècle, la prochaine publication du travail sur la *Léproserie de Reims du XIIe au XVIIe siècle*, qui a servi de positions de thèses à l'École des Chartes, en 1899, à M. Paul Hildenfinger, archiviste paléographe, stagiaire à la Bibliothèque nationale.

Partout ailleurs, il semble que les souvenirs de la fondation et de la conservation des maisons hospitalières soient à l'ordre du jour. L'étude des progrès accomplis sans relâche dans le soulagement des misères et vers une meilleure distribution de l'assistance publique ne peut manquer de reporter également à Reims l'attention sur nos hôpitaux et les phases successives de leur existence. Il ne suffit pas, en effet, de vouer ses efforts à l'amélioration du présent pour y réussir : il faut aussi considérer l'œuvre des siècles qui a grandi et prospéré jusqu'à nous à travers des obstacles et des difficultés que nous ne connaissons plus. Un regard équitable sur ce passé instruit et réconforte, élève l'âme et nous rend forcément meilleurs nous-mêmes.

En attendant que des recherches soient entreprises dans nos archives à Châlons et à Reims, avec l'esprit de suite et de méthode nécessaire pour nous donner cette histoire indispensable des maisons hospitalières de Reims, nous offrons quelques notes et des documents sur l'une d'elles, dans le voisinage de laquelle nous habitons et dont l'œuvre bienfaisante nous frappe particulièrement. C'est donc uniquement pour servir à l'histoire de l'hôpital Saint-Marcoul et en faciliter l'éclosion que nous prenons l'avance, en plantant quelques jalons sur ce terrain fécond de la charité. D'autres viendront plus tard, nous n'en doutons pas, pour utiliser ces données et les faire fructifier dans un large et généreux ensemble que nous appelons de tous nos vœux.

On ne trouvera ici, même pour cet établissement pris à part et relativement moderne, que les grandes lignes de sa vie durant les deux siècles et demi de son existence, résumées d'après les lettres patentes qui l'ont autorisé en 1683, d'après les inventaires des archives municipales et hospitalières (1), ainsi que d'après les relations ou notices dues aux administrateurs et à des annalistes rémois, Louis Bidet, l'abbé Bauny et Lacatte-Joltrois (2). Nous y avons joint un relevé des œuvres qui s'y conservent, et le texte des inscriptions relatives à son histoire, avec les listes de ses fondateurs et de ses bienfaiteurs, qui sont une permanente invitation à de nouvelles largesses.

§ 1er. — Aperçu de la fondation et de l'histoire de l'Hôpital Saint-Marcoul, de ses débuts jusqu'a sa reconnaissance légale (1645-1683).

Le plus certain des renseignements sur l'origine de l'hôpital a été, d'après les recherches effectuées dans les archives vers 1850, gravé en tête des listes des bienfaiteurs sur les plaques de marbre posées dans le vestibule du grand bâtiment entre les deux cours (3). On y lit le nom de la fondatrice, la date de la mise en exécution

(1) Les archives hospitalières sont un dépôt des plus riches pour l'histoire des biens des hôpitaux et leur gestion, mais nous n'avons fait qu'en effleurer l'inventaire, laissant au futur historien de ces maisons le soin de les approfondir. Cet inventaire va être transcrit pour en assurer le dépôt d'un double à la Bibliothèque de la ville (1901). Notons qu'il existe pour Saint-Marcoul un ancien inventaire, rédigé en 1756 par Philippe Rogier, président du présidial de Reims, et complété jusqu'en 1790, registre in-f° de 271 ff., reliure ancienne en veau brun.

(2) Sources empruntées au Cabinet des manuscrits de la Bibliothèque de Reims et à la Bibliothèque de l'Archevêché; sur l'hôpital de Saint-Marcoul, voir aussi les *Archives administratives de Reims*, par P. Varin, t. I, pp. 13 et 15, et les *Archives législatives*, IIe partie; *Statuts*, 1er vol., p. 129; *Statuts*, 3e vol., p. 281.

(3) Sur la pose de ces plaques commémoratives, voir les *Souvenirs archéologiques et notes relatives à l'état de la ville de Reims*, par N. Brunette, ancien architecte de la ville, in-8°, *Meaux*, 1885, pp. 163 et 164; voir aussi dans le même ouvrage l'indication des améliorations modernes créées à Saint-Marcoul, pp. 158 et 160.

de son œuvre et celle de son décès : *Mad[lle] Marguerite Rousselet, fondatrice de l'Hôpital de Saint-Marcoul, dit Hospice des Incurables en 1645, décédée le 17 janvier 1651, à l'âge de trente-trois ans, victime de son zèle et de sa charité.*

Cette mention, mise à la place d'honneur, en dit assez pour fixer l'attention et reporter le souvenir à qui de droit, mais les détails nous manquent absolument pour préciser la biographie de Marguerite Rousselet autrement que par le récit traditionnel de son charitable asile ouvert aux malheureux affligés d'écrouelles et repoussés de l'Hôtel-Dieu. Tel est, en effet, le point de départ certain de l'hospice, créé vers 1645 dans une maison particulière de la rue du Bourg-Saint-Denis par l'initiative d'une jeune fille singulièrement dévouée à cette tâche. Frappée de compassion pour ces victimes d'une infirmité répugnante et autrefois généralement réputée incurable, jusque-là toujours admises à l'Hôtel-Dieu et exclues alors en partie, faute de place et par crainte de la contagion, elle les recueillit, probablement dans sa propre demeure d'abord, les entretint à l'aide des ressources qu'elle put se procurer autour d'elle et, par une touchante émulation, groupa en faveur de son œuvre des compagnes et des auxiliaires (1).

Nous donnons en entier le récit traditionnel qui s'est

(1) *Fragments extraits de l'histoire des hospices et hôpitaux de Rheims,* par J.-L. GONZALLE, opuscule cité plus haut, pp. 6 et 7. — Le récit de ces faits est emprunté certainement aux trois relations historiques sur les origines de Saint-Marcoul, qui sont conservées aux Archives hospitalières, fonds de Saint-Marcoul, figurant à l'inventaire, l'une au début, la seconde plus loin, et la troisième sous la date de 1790. Voir aussi sur Marguerite Rousselet et son frère, André Rousselet, un renseignement inédit des mêmes Archives, donné en appendice I, p. 27.

perpétué d'après des souvenirs aussi fidèles que reconnaissants de la part des administrateurs :

« Vers le milieu du 17e siècle, l'hôtel dieu avoit été jusqu'alors seul chargé de recevoir tous les malades, même ceux qui étoient attaquez de maladies incurables, mais le mal des écroueles qui se communique ayant affligé plusieurs personnes qui se trouvoient sans secour et qu'il étoit nécessaire de séparer des autres malades, ce fut alors que Marguerite Rousselet offrit en l'année 1645 de se charger du soin de les soulager. On les reçut dans une maison size au bourg St-Denis. Leonor d'Estampes alors archevêque de Reims, et le Conseil de la ville secondèrent le zèle de Marguerite Rousselet, ainsi que plusieurs personnes qui par leures charitez contribuèrent au soulagement de ces pauvres écrouelez.

« Marguerite Rousselet ne jouit pas longtems du fruit d'une œuvre aussi utile. Victime de son zel et de sa charité, elle mourut au milieu des pauvres malades le 17 janvier 1651, à l'âge de 33 ans.

« Marie Gourland, qui avoit étée la compagne de ses travaux, mourut le 26 octobre 1650 (1).

« Sœure Jeanne Lobreau succéda à Margueritte Rousselet et pourvut pendant deux ans aux besoins et soulagement des écrouelez. Ses infirmitez habituelles la forcèrent de les abandonner.

(1) Les dates des sépultures de Marguerite Rousselet et de Marie Gourland sont consignées sur le « Catalogue des morts », ou « Registre des personnes décédées et enterrées en l'église et cimetière de St Denys », années 1650 et 1651, en ces termes : « Décembre 1650, le 27e, Marie Gourland, fille de St Marcoul », — et « Janvier 1651, le 18e, mesme jour, Margueri e Rousselet. » Rien de plus à la mémoire de ces saintes filles, qui disparurent dans la parfaite modestie de leur condition. (*Archives communales de Reims*, registre de la paroisse Saint-Denis, 1646-50.)

« Magdeleine Dieppe, qui avoit étée apellé dans cette maison en juin 1648, commença à y rassembler plusieures filles charitables qui formèrent une communauté. Marie Delor, native de Fismes, Anne Clain, Jeanne Bernard et Nicolle Briet, sont les seules dont on nous ait conservé le nom (1).

« En l'année 1683, le nombre des malades devenu plus considérable, on fut obligé d'agrandir l'ancienne maison. Alors Mgr Le Tellier, archevèque de Reims, et Messrs du Conseil de la ville, qui sentirent la nécessité et l'utilité de cet établissement obtinrent des lettres patentes qui l'approuvèrent (2). »

La relation rédigée en 1790 est presque identique à cette dernière; elle ajoute cependant un trait relatif à l'assistance que trouva la fondatrice en Pierre Angier, bienfaiteur primitif dont le nom se retrouvera précisé plus loin :

« Une bonne fille, nommée Marguerite Rousselet, fut sensible à ces malheurs pour l'humanité et peu satisfaite des traitemens qui étoient administrés à l'hôtel dieu à ces pauvres incurables, prit le parti de retirer un petit nombre dans sa maison et de les solliciter à l'aide d'une fille qui la servoit et des conseils d'un bon père nommé Angier, qui de son côté sustentoit ces pauvres, les catéchisoit, et leur procuroit la subsistance

(1) On lit encore ces mentions dans le « Catalogue des noms des Morts en la parroisse de St Denis, qui sont enterés au Cimetière » : « Le 15 janvier 1651, le mesme jour, deux filles de St Marcoul », — et en 1657, juillet, « le 31e jour, un homme qui fut mort à St Agnez, nommé Jacques Legro, homme de Anne Colbert. » *(Archives de Reims.)*

(2) Archives hospitalières, fonds de Saint-Marcoul, A 1, pièce non datée du XVIIIe siècle sur simple feuille de papier.

par des quêtes qu'il faisoit lui-même dans la ville (1). »

Commencée de la sorte à une date incertaine (2), mais parvenue vers 1650 à une prospérité relative, cette œuvre frappa vivement les administrateurs de l'Hôtel-Dieu par son côté pratique et fut envisagée par eux comme une succursale de cette maison. Ils proposèrent donc à la fondatrice la direction d'une maison plus grande que la sienne, dans laquelle seraient admis, avec ses scrofuleux, ceux de l'Hôtel-Dieu. Elle ne refusa pas cet accroissement de charges et de responsabilité, et l'asile agrandi reçut la première consécration officielle sur son emplacement actuel à cette date approximative de 1645. A ce moment remonte sans doute l'enseigne si curieuse que l'on conserve dans la maison et qui servit à appeler sur l'œuvre la charité des voisins et des passants (3).

La maison subsista dans un étroit logis appartenant à la maison des Magneuses, situé entre la rue du Bourg-Saint-Denis (rue Chanzy) et la rue des Prêcheurs (rue Brûlée). Ensuite la tolérance de Henri de Maupas, abbé de Saint-Denis, en 1651, puis le consentement des cha-

(1) Extrait de la notice historique du même fonds, rédigée en 1790 et donnant l'état de la maison à cette date, cahier in-f°.

(2) Marguerite Rousselet, morte en 1651, à trente-trois ans, était née par conséquent en 1618; elle ne put guère ouvrir d'asile avant l'âge de vingt-sept ans, c'est-à-dire avant 1645. (Voir p. 27.)

(3) L'inscription de cette enseigne est donnée en appendice VIII. — Il reste dans la rue de Normandie, n° 2, sur la droite d'une porte cochère de l'Hôpital-Général un vestige de cet usage d'appeler la commisération des passants sur les besoins des hôpitaux. On y lit, en effet, ces mots gravés sur une pierre dans la muraille à 1m30 de hauteur : *Tronc pour les besoins très pressans de l'Hôpital général*. Ce tronc, qui remontait au XVIIIe siècle, est aujourd'hui bouché.

noines de Saint-Denis eux-mêmes, en 1655, agrandit l'hospice vers l'est de toute la maison des Béguines de Sainte-Agnès, qui relevait de cette abbaye. Enfin, en 1656, le premier asile fut acquis par la ville, par voie d'échange, des administrateurs de la fondation de Mme de Magneux, et tout l'ensemble qui forme encore aujourd'hui l'hôpital Saint-Marcoul fut organisé définitivement avec le développement nécessaire aux besoins de sa large assistance (1). Le chroniqueur Oudard Coquault considérait, en 1657, l'œuvre comme établie et admirait la charité qui pourvoyait seule à ses besoins (2).

Voici, au surplus, une conclusion du Conseil de ville, de cette même année 1657, pièce probante à cet égard, qui montre la sollicitude des magistrats municipaux et que nous reproduisons intégralement :

« Du Mardi douz[me] Juin 1657, du matin, Au conseil où présidoit Monsieur le Lieutenant et y assistoien Messieurs Audry, Coquebert, lieutenant, Paris, Lespaignol, Flamain, Pothé. N. Josseteau, Caillambault, Jean Cocquebert, Chalons, Hachette, Favart et Noblet.

« Sur ce qui a esté proposé par Monsieur le Lieutenant

(1) Voir les titres successifs de ces réunions et achats aux Archives communales de Reims, pp. 592 à 595 de l'*Inventaire Le Moine. (Bibliothèque de Reims.)* Cf. Conclusions du Conseil de ville des 13, 20, 23 avril 1655 et 12 juin 1657. *(Archives de Reims.)*

(2) « Au lieu de ceste maladie (le feu de saint Antoine) et de ladres dont on ne voit plus du tout, il est arrivé depuis 25 ans ou environ si grand nombre d'escrouelles, que le publique de ceste ville a esté contrainct establir ung lieu à cest effect pour y soulager les pauvres. Ceste maison est au bourg St Denis. Or pour l'entretien d'icelle il fault par an au moins quinze mille livres. Il n'y a point de fonds, et par providence du Seigneur, elle a subsisté jusques à présent des aulmones et legz faictz par la piété de nos habitans. » *Mémoires de Oudard Coquault,* publiés par Ch. Loriquet, 1875, t. II, p. 351.

qu'il avoit advis par Mr Dey, chanoine de l'église de Reims (1), de present à Paris, que plusieurs personnes de condition ayant appris le grand secour que tiroient les pauvres affligés du mal de St Marcoul dans ung hospital qui commance à s'establir en ladite ville de Reims, lequel ne se soustient que de charité, tant de dehors que dedans, et que ledit hospital estant joint à la maison de saint Agnez pouvoit beaucoup s'agrandir en acheptant deux maisons qui sont entre ledit hospital et ladite maison de sainte Agnez, estoient de vollonté de le secourir et de contribuer à l'acquisition des dites deux maisons et que pour y parvenir il estoit nécessaire de luy envoyer ung plan dudit hospital et desdites maisons, et de mander le prix qu'elles pourroient couster et mesme scavoir sy messieurs les Lieutenant et gens du conseil de ladicte ville contribueroient pour partie à ladite acquisition sy nécessaire à faire, attendu le peu de place qu'il y a audit hospital pour renfermer les pauvres dont le nombre croit tous les jours par les passans (qui) y arrivent tant voisins qu'esloignés.

« Conclud a esté que ladite ville contribueroit d'un quart à l'acquisition des dites maisons et que le plan d'icelle, avec celle de St Agnez et dudit hospital, sera envoyé audit sieur Dey (2). »

Pendant ce temps, le zèle des femmes dévouées qui s'étaient adjointes à Marguerite Rousselet se soutenait et

(1) « Robert de Y, clericus remus, 3 aug. 1640, fuit postea doctor theologus, fit archidiaconus major 21 oct. 1662, et vicarius generalis D. C. M. Le Tellier, arch. Remensis, 20 aug. 1671, obiit 24 aug 1682, sepultus in sacello Stæ Annæ. » (Præb. 42. *Recueil de Weyen, ms. de la Bibliothèque de Reims.)*

(2) *Registre des conclusions du conseil de ville*, aux archives de Reims (1657-1659, pp. 79 et 80).

se poursuivait en dépit des coups que la mort jetait dans leurs rangs. Elles se succédaient l'une à l'autre dans la simplicité du même dévouement, selon l'ordre que nous lisons sur les plaques commémoratives : *Mad[elle] Rousselet fut secondée dans son œuvre de bienfaisance par les dames dont les noms suivent, et qui, réunies en communauté, furent les premières religieuses de S. Marcoul : Mesd[elles] Marie Gourland et Jeanne Lobreau en 1645, Madeleine Dièpe, Marie Delor, Anne Clain, Jeanne Bernard et Nicolle Briet en 1648.*

Les bienfaiteurs marchèrent à l'envi sur les traces de ces femmes d'élite; on en trouvera les noms dans les listes dont nous parlions plus haut, mais, au-dessus de tous, il faut citer deux ecclésiastiques qui ne se bornèrent pas à des dons et à des encouragements. Leur mission fut toute d'action et pleine d'influence en faveur des pauvres malades, ce sont : Pierre Angier, fils d'un receveur des tailles à Reims, qui mourut en 1674 avec la réputation de l'un des fondateurs de l'œuvre (1), et Jacques Callou, chanoine et théologal de la cathédrale, qui vint habiter la maison de Saint-Marcoul pour y exercer dans sa plénitude son charitable ministère et y mourut en 1714, dans l'extrême vieillesse, atteint de cécité, toujours vaillant et miséricordieux (2).

(1) Voir la notice de Lacatte-Joltrois, donnée en appendice VI.

(2) « Præbenda 50. Jacobus Callou, Presbyter Remensis Diœcesis, moderator Seminarii Remensis, authoritate ordinarii in propria 25 sept. 1679, per obitum Joannis Meslier, presbyteri. Obiit Remis plenus meritis, canonicus Remensis antiquus et veteranus, 2 junii 1714, sepultus ante Imaginem Christi Patientis. Joannes Le Cocq, præcedentis nepos, presbyter diœcesis Remensis et canonicus Ecclésiæ Collegiatæ S[ti] Laurentii Rozetensis, diœcesis Laudunensis, auth. apostolica in propria 6 Junii 1712 per resignationem Jacobi Callou, presbyteri. Obiit Remis 3[a] nov. (1722) hora 8 serotinâ

Un témoignage, non équivoque dans sa naïveté, lui fut rendu par une main amie sur ses derniers jours ou après son décès, dans l'inscription mise au bas de son portrait gravé par E. Desrochers, à Paris, rue du Foin, près la rue Saint-Jacques, et portant ce titre :

Jacques Callou, Prestre, Chanoine de Notre-Dame de Reims, 1er Supérieur du Séminaire, Bienfaicteur de l'Hospital de S. Marcoul, où il mourut en odeur de sainteté l'an 1714, âgé de 88 ans.

I'eus pour toucher les Cœurs des talents naturels,
I'ouvris aux malheureux des bras toujours propices,
Et formay la Jeunesse au Culte des Autels.
Dix sept lustres m'ont vû dans ces Saints exercices,
L'âge en vain me ravit l'usage de mes yeux,
Ie n'en vis que plus clair dans la route des Cieux (1).

Avant d'obtenir la reconnaissance légale, l'œuvre de Marguerite Rousselet faillit subir en 1662 une déviation, ou du moins une fâcheuse concurrence par l'effet du zèle d'une autre bienfaisante fondatrice, la dame Brisset, veuve Varlet (2). Le Conseil de ville reporta son ardeur sur un autre point, la fondation de l'hospice des Orphelins, et il acquit sa maison de la rue du Bourg-Saint-Denis avec sortie sur celle des Prêcheurs, pour l'annexer à l'hospice des incurables de Saint-Marcoul. Le moment était venu de garantir à cette dernière fondation son caractère propre et d'assurer son avenir à jamais.

septuagenario major, sepultus in ambitu claustri juxta januam Capituli. » (WEYEN, *Dignitates Ecclesiæ metrop. Remensis*, ms. de la *Bibliothèque de Reims*, f° 305 verso.)

(1) Portrait encadré dans une salle de la Bibliothèque de Reims.

(2) Elle voulait former dans la rue du Bourg-Saint-Denis, « une maison composée de toutes sortes de gens de la ville ou étrangers qu'elle nourrissoit du produit de ses quêtes. » (*Archives communales*, pièce citée en appendice II, p. 29.)

Ce fut à la demande de Charles-Maurice Le Tellier, archevêque de Reims, avec le concours du Conseil de ville et l'ouverture d'une enquête publique *de commodo et incommodo* (1), que la fondation de Saint-Marcoul dût sa reconnaissance légale, environ quarante ans après ses pénibles débuts. Les lettres-patentes, signées à Joigny par Louis XIV au mois de mai 1683, sont contresignées par Colbert, qui n'a point dû rester indifférent à cette marque de faveur du pouvoir royal envers sa ville natale. On trouve dans ce document, imprimé l'année suivante à Reims, le tableau des avantages assurés par le nouvel hôpital à une population affligée par ce « mal d'Escroüelles, d'autant plus dangereux, y est-il dit, qu'il se communique par la fréquentation (2) ». On y loue celles qui, « pour en arrêter le cours et procurer la guérison à ceux qui en sont atteints, avoient donné depuis quelques années leurs soins et une partie de leurs biens pour retirer les Malades de ce mal en la Maison dite de saint Marcoul ». Le nom de Marguerite Rousselet, véritable fondatrice de l'œuvre vers 1645, n'est point énoncé dans la pièce, ni ceux de ses dévouées compagnes, mais les résultats acquis par ces « personnes

(1) Les pièces de cette curieuse enquête sont conservées aux archives hospitalières fonds de Saint-Marcoul, et mentionnées à l'inventaire. Elle est datée du 31 décembre 1683 par devant Béguin, lieutenant général, et l'une des dépositions est celle de Nicolas Lecompère, docteur et professeur en médecine, qui loue l'établissement au point de vue médical, et déclare que « depuis le décès de Claude Nolin, docteur et professeur en médecine, arrivée il y a quinze ans environ, il a visité et médicamenté charitablement les malades atteints des escrouelles ». *(Archives hospitalières.)*

(2) *Lettres patentes du Roy. Pour l'establissement de l'Hôpital des Incurables de Saint Marcoul. — A Reims, Protais Lelorain*, 1684, in-14 de 12 pages, avec les armes de France sur le titre.

de piété » sont clairement relatés : « Les Malades ainsi sequestrez et hors du commun, y est-il dit, n'ont point communiqué leurs maux aux personnes saines, plusieurs de ceux qui en estoient atteints ayant recouvré leur santé et trouvé leur guérison dans ladite maison par les remèdes qui leur ont esté fidèlement administrez. »

Ainsi, ce furent les magistrats et les habitants de la ville qui devinrent les promoteurs de l'entreprise et secondèrent « de tout leur pouvoir le dessein de ces personnes charitables ». Les legs et donations « joints aux aumônes journalières », ont permis de « suffire tant à la nourriture et entreténement desdits Malades, que pour le parfait et entier establissement de cette Maison », que le roi érigeait « en un Hôpital des Incurables de Saint Marcoul ». La royauté pouvait, d'ailleurs, favoriser spécialement l'hospitalisation gratuite de ceux qu'elle devait, par une charité traditionnelle et séculaire, consoler et assister en raison même de leurs maux d'écrouelles (1). Il y avait une relation directe entre le culte de saint Marcoul au prieuré de Corbeny, où se rendait le roi de France après son sacre, et l'hôpital fondé de même sous son vocable dans la ville même du sacre (2). Les lettres patentes n'en parlent pas, mais les

(1) *Ecrouelles*, subs. fém. pl. Tumeur pituiteuse et maligne, causée par des humeurs froides, et qui vient aux parties glanduleuses, mais plus ordinairement à la gorge. *Le Roi de France guérit des ecrouelles en touchant les malades. (Dictionnaire de l'Académie françoise, Nismes,* 1778, t. I, p. 411.) Le *Dictionnaire de la Langue française,* par Littré, donne la même définition et des exemples tirés de l'ancien français. Etymologie, *scrofellæ, scrofulæ.*

(2) Sur les livres liturgiques du culte de saint Marcoul à Reims, à l'usage de l'hôpital de ce nom, voir le *Catalogue du Cabinet de Reims à la Bibliothèque de Reims*, t. I, 1890, p. 53, nos 170 à

rapports ainsi établis sont constants et bien conformes aux idées et à l'esprit public du temps.

Le pouvoir, en approuvant l'établissement de Saint-Marcoul sur les instances de l'archevêque, n'en faisait cependant pas une maison religieuse proprement dite. Il voulait au contraire que le temporel en fut géré et administré par une commission composée de trois personnes, « un Ecclésiastique nommez par le clergé et deux Laïques nommez par le Conseil de Ville ». La prépondérance était ainsi acquise à l'élément local et civil, bien que l'archevêque ait la juridiction et la discipline en ce qui regarde les statuts et règlements. Sous la règle adoptée par le prélat, l'hôpital devait être « régi et gouverné par lesdits administrateurs, et les Malades servis par des bonnes Filles qui seront par eux choisies, lesquelles Filles ne pourront estre astraintes, reçües ny admizes en aucune closture et régularité monastique, ni former aucune Communauté régulière (1) ». Toutes les facilités d'acquérir et de posséder étaient concédées sans amortissement, avec défense d'aliéner ni d'hypothéquer les biens en quelque manière que ce soit.

Le privilège royal ainsi délivré, registré au Parlement, à la Chambre des Comptes, au Bailliage de Vermandois, devait être, en outre, visé et reconnu par le Conseil de ville. Dans la séance du 10 janvier 1684, on donna lecture des lettres patentes qui furent accueillies avec satisfaction en ces termes : « Conclud a esté que les Lieutenants, Gens du Conseil... reconnoissent ledit establissement de la Maison de Saint-Marcoul et érection

173, — Cfr. *Le culte de saint Marcoul à Reims et à Corbeny*, article du *Bulletin du diocèse de Reims*, 1885, t. XVIII, pp. 41 à 43.

(1) Cette clause de constitution séculière fut invariablement respectée par l'archevêque dans les statuts cités plus loin.

d'icelle en Hôpital de Communauté, pour dans icelle les personnes atteintes du mal d'Ecroüelles estre reçeües, nourries, entretenües et medicamentées, estre fort avantageuse et de grande utilité au public, dans la ville où cette maladie est fréquente, et attaque ordinairement les Enfans des Artisans lesquels estans sequestrés et reçeüs dans ladicte Maison, non seulement ne communiqueront point leur mal à d'autres, mais y estant deüement médicamentez comme ils ont esté depuis quelques années, ils pourront trouver leur guérison et recouvrer leur santé (1). » Il ne restait plus que la sanction définitive du Parlement, accordée le 29 janvier 1684, pour consacrer à jamais l'établissement loué et ratifié par l'unanimité de ceux qu'il desservait si utilement.

En administrateur prudent et avisé, l'archevêque ne promulgua que huit ans plus tard le règlement d'ordre intérieur du personnel que le roi l'avait chargé de rédiger. Il est daté du 24 décembre 1692, et fut imprimé à Reims à la même date, portant en tête une lettre du prélat expliquant son rôle en la circonstance pour établir une discipline exacte et régulière dans la maison. Le règlement est divisé en sept chapitres traitant successivement des pauvres malades, des filles destinées à leur service, de la réception des sœurs, des officières de la maison, des devoirs de la supérieure et autres officières, de l'ordre de la journée et de la distribution des heures, enfin des exercices spirituels (2).

(1) *Conclusions du Conseil de ville de Reims*, registre de 1684, aux Archives communales.

(2) *Règlemens et statuts pour les sœurs et les pauvres de l'Hôpital de Saint-Marcoul établi à Reims, donnés par Monseigneur Charles-Maurice Le Tellier, archevêque duc de Reims, l'an de grâce 1692.* — Reims, Nicolas Piérard, *s. d.*, in-4° de 30 pages.

Voici un aperçu analytique des points essentiels de ce règlement. L'hôpital ne doit recevoir que des malades affligés d'écrouelles, et les enfants n'y sont pas admis au-dessous de l'âge de trois ans; les noms de tous les malades devront être inscrits sur des registres qui mentionneront aussi leur décès ou leur guérison.

Les bonnes filles seront choisies en nombre suffisant par rapport à celui des malades; elles garderont le nom de leur baptême et celui de leur famille, mais dans la maison elles recevront de tous la qualification de *Sœur*. « Elles travailleront à acquérir l'humilité, la patience, l'esprit de pauvreté, la charité et autres vertus qui leur sont nécessaires dans leur emploi. . . , elles ne s'y sanctifieront néanmoins qu'à proportion de la pureté de leur intention et de la fidélité qu'elles auront à répondre à leur vocation ». Sages conseils et d'une portée fort pratique pour les simples et courageuses filles, venues en grand nombre des campagnes voisines de Reims pour s'y vouer à une tâche pénible et si rebutante pour d'autres! « Elles ne feront point de vœux, poursuit le règlement, et ne formeront point une Communauté régulière, et en cas qu'elles entreprissent de le faire dans la suite des temps. Elles seront aussitôt mises hors de leur emploi et de la Maison ». « Leur admission au service des Malades sera reçue par Acte en bonne forme par des Notaires, et la Maison s'obligera par le même acte de les nourrir, loger et entretenir. » Leur apport, leur sortie en cas de besoin, leur genre de vie, leur soin particulier des malades, leur costume (1), leurs relations, les honneurs et prières qui leur seront dus à leur décès,

(1) Le costume de ces *bonnes Filles* est resté celui des femmes de l'époque de la fondation.

tout cela est réglé et prévu avec beaucoup de méthode et de bon sens, entremêlé de conseils de la plus parfaite convenance (1).

La réception des sœurs ne présente aucune particularité notable, ni le choix des officières par les administrateurs. Le devoir de la supérieure est tracé avec la même simplicité : on réclame d'elle une affectueuse bonté pour tous (2), le plus grand respect pour les administrateurs, la gestion la plus minutieuse pour l'argent qu'on lui confie et dont elle rendra compte chaque semaine, « tous les lundis au Bureau », enfin une surveillance rigoureuse du personnel. Nous n'avons pas davantage à nous appesantir sur les devoirs des autres officières, infirmière, lingère, pitancière, boulangère, sommelière, sacristine, cette dernière devant être surtout assidue à l'exactitude de l'acquit des fondations.

La distribution du travail dans la journée offre non moins de preuves de sens pratique, en conformité aux usages anciens : lever à quatre heures et demie ou à cinq selon les saisons pour les sœurs, coucher à huit heures ou à huit heures et demie, soins et repas des pauvres d'abord, des sœurs ensuite. Quant aux exercices spirituels, ce sont les mêmes que pour les personnes de leur condition et d'un ordre intérieur, sans affectation ni singularité, ni régime extraordinaire en quoi que ce soit. Les jours chômés sont ceux du diocèse, et les fêtes ne dispensent d'aucune corvée en ce qui touche les besoins

(1) « Elles obeïront (les Sœurs) aux Administrateurs... Elles ne feront rien d'extraordinaire... Elles auront beaucoup de charité les unes pour les autres, etc., etc. », pages 8, 9 et 10.

(2) « Elle conservera une grande union.. . Elle pansera elle-même les Malades... », pages 16 à 18.

matériels des malades (1). Il n'existe dans les statuts aucune mention d'une confrérie de Saint-Marcoul érigée en 1663 dans l'hôpital, et sanctionnée seulement en 1685 par l'autorité diocésaine. Cette institution n'avait donc rien d'obligatoire et resserrait uniquement des liens de prières et de charité (2).

§ 2. — Aperçu de l'histoire de l'Hôpital Saint-Marcoul depuis la fin du XVIIe siècle jusqu'à nos jours.

Nous n'avons pas encore parlé des libéralités en dons et legs qui étaient venues très vite au secours de l'établissement, et qui lui avaient assuré, ce que nos pères estimaient tant, un revenu en biens-fonds ou en contrats de constitution de rente suffisant pour les besoins annuels. Les quêtes, indispensables au début, et les aumônes sollicitées à la porte des visiteurs et des voisins devenaient une formalité inutile. La reconnaissance d'utilité publique, en 1683, avait sanctionné cet état de choses, qui se perpétua au cours du XVIIIe siècle par de nouveaux bienfaits, venant en aide à de nouvelles

(1) Les jours des fêtes de saint Marcoul et de sainte Agnès y sont notés, ce qui prouve la survivance de l'ancien vocable des Béguines.

(2) « Indulgences plénières octroyées à perpétuité à tous ceux et celles qui se feront enregistrer en la confrairie de S. Marcoul, érigée en l'Hôpital des Incurables de la ville de Reims et unie à l'Archiconfrairie du S. Esprit de la Ville de Rome, le 17 mars 1663, visées par J. Roland, vicaire général de l'Archevêque de Reims, le 28 avril 1685. » — Placard in-folio portant en tête la figure de S. Marcoul et les armes du pape et de l'archevêque Le Tellier. (*Bibl. de Reims, Cabinet de Reims*, t. II, n° 326.)

misères ou permettant de faire face à des calamités exceptionnelles.

Nous produirons, en appendice, cette liste des bienfaiteurs, fort touchante dans sa simplicité, que les administrateurs des hospices firent placer dans le principal vestibule, entre les deux cours, en 1850. Les offrandes des petites bourses, on le remarquera à la multiplicité des noms, y furent constamment les plus nombreuses et, en somme, au cours des siècles, les plus abondantes et les plus fructueuses. On trouvera également, dans les pièces produites en appendice, les détails nécessaires sur les placements de fonds et sur la gestion des propriétés. Alors, comme aujourd'hui, les propriétés foncières étaient susceptibles de baisse dans le revenu, soit par suite de la ruine des fermiers, soit par suite de grêle, sécheresse et stérilité. Il fallait alors pourvoir à des difficultés inouïes et à des économies que l'on ne subirait plus actuellement.

Les principales fermes de Saint-Marcoul sont indiquées aux archives au nombre de trois, celle du Châtelet-sur-Retourne (1), celle de Balaives à Romigny, près de Ville-en-Tardenois (2), et celle de Sévigny-Waleppe (3).

(1) Sur la ferme du Châtelet, comprenant 51 hectares et léguée sans charge aucune à Saint-Marcoul, par Guillaume Mercier, marchand à Reims, le 16 décembre 1675, voir l'*Histoire du Châtelet-sur-Retourne,* par l'abbé Portagnier, dans les *Travaux de l'Académie de Reims,* t. LIV, p. 335.

(2) Par dispositions testamentaires en 1688 et 1689, Gérarde Flamain, dame de Montigny, légua cette ferme à charge de deux lits en faveur de malades scrofuleux des villages de Romigny et de Violaine. (J.-L. Gonzalle, *Fragments* déjà cités, p. 8.)

(3) Cette ferme fut acquise (1725-28), par un échange avec M. Canelle de Provisy, contre une ferme sise à Aubilly et léguée en 1715 par demoiselle Adrienne Pouru, avec ses autres biens meubles et immeubles.

Il y avait, en outre, des censes, des terres isolées et des vignes.

Les legs de maisons à Reims ont été aussi fréquents, et il y avait, dans la chapelle détruite, quelques inscriptions, malheureusement détruites, mais dont nous relatons le texte, qui rappelaient des libéralités de ce genre de la part des familles Lévesque et Lelou. Les apports en argent furent fréquents à toutes les époques, et nous renvoyons à la notice de Gonzalle sur les donations ou legs en valeurs, qui servirent à la fondation de lits en faveur d'habitants d'une commune ou de descendants d'une famille. Il cite, notamment, les dispositions généreuses et prévoyantes établies par Marie de Mainville, comtesse de Saint-Souplet, en 1717, par l'abbé Anceau en 1785, par Marie-Jeanne Renard en 1823, par Élisabeth Legrand, veuve Grave, en 1834, et par Nicolas Henriot en 1860 (1). Il associe ce dernier, dans la mémoire reconnaissante des Rémois, à l'œuvre successive de Marguerite Rousselet et du chanoine Godinot, lequel fut pour tant d'œuvres un bienfaiteur insigne (2).

Ce fut, en effet, à l'initiative de l'abbé Godinot que l'on dut, en 1740, l'établissement d'un asile spécial pour les malades cancéreux, jusque-là repoussés des hôpitaux. Ce fut dans le voisinage immédiat de Saint-Marcoul que l'on plaça tout d'abord cette maison mise sous le vocable de saint Louis. Ainsi fondée dans la rue du Bourg-Saint-Denis, elle suscita des conflits entre les administrateurs de l'Hôtel-Dieu et ceux de Saint-Marcoul, et provoqua en même temps des plaintes motivées

(1) Le legs de Nicolas Henriot permit l'établissement d'un nouveau quartier à Saint-Marcoul pour les femmes paralytiques ou aveugles.

(2) Notice déjà citée, pp. 8 et 9.

par la crainte de la contagion ou égard à cette proximité (1). Il fallut, en 1778, transférer l'hôpital des cancéreux dans un bâtiment construit à la Burie, sur les bords de la Vesle, où il existe encore à l'état industriel. Mais il a été désaffecté du service hospitalier en 1841, et les malades transférés à l'hôpital Saint-Marcoul, où ils sont soignés depuis lors dans un quartier spécial (2).

Si la modeste fondation de Marguerite Rousselet put ainsi se dilater et s'agrandir sans quitter son lieu d'origine, c'est que l'administration en avait été constamment sage et économe, avant comme depuis la Révolution. Nous avons vu plus haut que, sous l'ancien régime, le clergé y avait un représentant contre deux délégués du Conseil de ville, et il en était encore ainsi en 1789 (3). On ne faisait, à cette époque, aucune économie, mais on constata que les charges étaient couvertes par un revenu de vingt mille livres lorsqu'on fit, en 1791, un relevé de l'état des hôpitaux rémois (4). La période ré-

(1) Extrait des registres des conclusions du Bureau de l'Hôtel-Dieu de Reims (5 février 1743), relativement aux cancérés qui doivent rester distincts des malades de l'hôpital Saint-Marcoul, bien que soignés depuis 1740 dans une maison voisine. —*(Pièce imprimée, de la Bibliothèque de Reims, Cabinet de Reims,* t. II, nos 326, 4.)

(2) Notice déjà citée, pp. 11 à 16.

(3) Année 1785. Hôpital S. Marcoult, établi en 1650. Sœur Thierry, supérieure. Administrateurs : MM. Pommyer, chanoine et doyen de l'Église de Reims; Amé de Beaugilet, juge-garde vétéran en la Monnaie de Reims; Canelle de Vuarigny, Masson, Notaire Royal, Receveur, rue du K rouge. Les Bureaux se tiennent le vendredi de chaque semaine, à deux heures. — Année 1789. Même état, sauf : Sœur Bouillon, supérieure. Administrateurs : MM. Maillefer, Trésorier de France aux Bureaux des finances de Champagne; Bidet, avocat en parlement. *(Almanachs historiques de la Ville et du diocèse de Reims,* 1785 et 1789.)

(4) *État des hôpitaux et hospices de Reims en 1791;* l'article rela-

volutionnaire ne fut pas sans apporter des changements dans le milieu jusque-là si paisible de ce lieu hospitalier. En 1793, un comité révolutionnaire s'y installa (1), et le personnel des sœurs eut à subir des retranchements et des incarcérations qui tenaient au refus de quelques-unes de prêter le serment d'abord exigé pour la constitution civile du clergé, ensuite celui dit de Liberté et d'Égalité. Les récalcitrantes furent astreintes à le prêter en 1794, et leur élargissement suivit l'accomplissement de cette formalité à laquelle on attachait une si grande importance (2).

Outre les difficultés apportées à la liberté et même à l'exercice particulier du culte, la gestion des biens spéciaux de la maison devenait intolérable par suite de la mise en régie des revenus. Cette situation compliquée des domaines hospitaliers, dans le détail de laquelle nous ne voulons pas entrer, prit fin par la loi de vendémiaire an V, qui réunit sous une seule et même administration centrale les hôpitaux existants à Reims. Le patrimoine commun des pauvres fut

tif à Saint-Marcoul indique la présence de 60 à 80 personnes, un revenu de 20,000 livres et des charges qui l'absorbent. (*Archives communales de Reims*, liasse, année 1791.)

(1) Le 6 frimaire an II (26 novembre 1793), les comités révolutionnaires et de surveillance s'installent dans une salle à St Marcoul et y délibèrent sur divers sujets. (*Notes mss. de A. Lebourq*, année 1793.)

(2) A la date du 26 novembre 1794 (6 frimaire an III), les quatre hospitalières de la maison du ci-devant St Marcoul, qui étaient détenues en la maison du séminaire pour refus de prestation de serment : Catherine Muzart, Françoise Henry, Madelaine Jeunehomme et Jeanne Le Roy, « ont déclaré qu'elles reconnaissaient la Convention nationale, la République française, etc. » (*Registre des délibérations du comité révolutionnaire du district de Reims*, 16 nov. 1794.)

reconnu et géré sous le nom d'Hospices civils, et les administrateurs rétablirent, en 1796, l'état de choses indispensable au bon fonctionnement des services à Saint-Marcoul comme dans les autres établissements (1).

Au début du XIXe siècle, l'ordre et la stabilité étaient garantis à Saint-Marcoul sur les nouvelles bases de la société française, et les Rémois se félicitaient de la permanence, maintenue à travers tous les régimes, des établissements hospitaliers fondés par leurs ancêtres (2). La ville comptait sur le dévouement des servantes des pauvres, fidèles à leur rôle traditionnel et le remplissant jusqu'à un âge avancé (3). Il serait facile de comparer la mortalité de la maison, agrandie et entretenue avec un soin constant dans le cours des deux derniers siècles (4), et nous pensons qu'un progrès est certainement acquis par tant de soins mis en commun. L'humilité qui préside chez les sœurs au fonctionnement des détails comme

(1) Après un renvoi temporaire eut lieu, le 24 nivôse an V, le rétablissement des sœurs de Saint-Marcoul par la commission administrative. Le 9 frimaire an V, on consignait un éloge de ces sœurs au point de vue de leur sage gestion, de leur dévouement et de leurs bons soins. *(Archives de Reims, carton de Saint-Marcoul.)* Cfr. *Travaux de l'Académie de Reims*, t. XCVI, pp. 21, 89, 164.

(2) *Description historique et statistique de la ville de Reims*, par J.-B.-F. GÉRUZEZ, 1817; voir sur l'état de l'hôpital Saint-Marcoul, à cette date, les pages 246 à 248. — *Description historique de la ville de Reims*, par G. JACOB-KOLB (1825), p. 110.

(3) « La maison est vaste, aérée et par conséquent saine. Il y a deux cours et deux jardins, et trois ou quatre corps de bâtiment. Elle est desservie par onze sœurs ; en 1812, il en est mort deux, dont l'une âgée de quatre-vingt-onze ans et l'autre de quatre-vingt-quatorze. » (GÉRUZEZ, *Ibidem*, p. 247.)

(4) Les archives communales de Reims possèdent un registre des décès de l'hopital Saint-Marcoul, *Sépultures du 21 novembre 1722 au 6 décembre 1791*, relié avec d'autres registres analogues. *(Archives de l'État-Civil d'avant la Révolution.)*

de l'ensemble nous permettrait à peine de citer les noms des femmes courageuses et dévouées qui se succédèrent dans la charge de supérieure. Les inscriptions reproduites plus loin en énoncent deux : la sœur Catherine Muzart en 1803, et la sœur Nicolle Duru en 1818 ; les autres se contentèrent, comme elles, de faire le bien sans bruit et de léguer une mémoire vénérée dont les archives de l'état-civil gardent seules la trace ici-bas (1).

Une occasion plus bruyante se serait offerte d'elle-même aux sœurs de Saint-Marcoul, en 1825, de produire leurs titres à l'éclat du monde lors du sacre de Charles X, mais les choses se passèrent bien modestement et rapidement à la visite du roi et au dernier toucher des écrouëlles (2). Quelques souvenirs revécurent en ce moment, ils furent seulement féconds pour la charité et en quelques largesses, puis la maison retomba dans le silence et la paix accoutumée. Nul autre événement ne la rompit depuis, et tout se succède avec l'ordre voulu par la règle, en s'améliorant, comme il convient, selon les découvertes de la science.

Au regard des bâtiments, nous avons indiqué plus haut l'agrandissement que provoqua le legs de M. Nicolas Henriot, en 1860, par la construction d'un quartier

(1) La Bibliothèque de Reims conserve les billets de décès de quelques supérieures de Saint-Marcoul : Marie-Françoise Menu, 5 septembre 1835 ; Marie-Antoinette-Rosalie Lecareux, 21 septembre 1864 ; et Marie-Caroline Macquart, 5 décembre 1874. (*Catalogue du cabinet de Reims*, t. IV, p. 143.) Joignons le nom respecté de Mme de Hédouville.

(2) *Du toucher des écrouëlles par les Rois de France*, par l'abbé Cerf, dans les *Travaux de l'Académie de Reims*, t. XLIII, p. 224. — *Guérison des écrouëlles*, notes dans l'*Intermédiaire des chercheurs et curieux*, n° du 20 octobre 1897, colonnes 503-506.

pour les femmes affligées de paralysie ou de cécité (1). D'autres constructions ne peuvent être projetées désormais dans l'enceinte de l'hôpital, car il faut lui conserver tout l'espace libre nécessaire pour l'aération, jusqu'ici ménagée par les cours et les jardins. Lorsqu'on réalisa la réédification de la chapelle, on n'empiéta pas sur les terrains vacants. Succédant à un édifice contemporain de la fondation, la chapelle actuelle en occupa exactement l'emplacement dans le même axe d'orientation. Elevée sur les plans de M. Brunette père, architecte de la ville, elle fut livrée au culte en 1875 et bénite par Son Excellence Mgr Langénieux, archevêque de Reims, l'année même de son arrivée. Le petit clocher, sur la façade vers la rue Brûlée, est plus récent ; il a été construit à l'aide de ressources procurées par des largesses privées sollicitées par les sœurs, et les cloches nouvelles y ont été installées en 1882 (2).

Nous arrivons ainsi tout à la fin du XIXe siècle, qui marquera dans l'histoire de Saint-Marcoul par la création, en 1899, d'une annexe fort éloignée, mais admirablement placée en dehors du faubourg Cérès, sur un point élevé et d'une parfaite salubrité (3). C'est en cet

(1) GONZALLE, *Fragments,* déjà cités, p. 9.

(2) Bénédiction de la chapelle de Saint-Marcoul le 14 septembre 1875. *Bulletin du diocèse de Reims,* 8e année, 1875, page 408. — Bénédiction des cloches, indiquée au *Bulletin,* 15e année, 1882, page 474, — qui renvoie pour les détails au *Courrier de la Champagne* du 16 septembre 1882. *(Note due à l'obligeance de M. l'abbé Al. Hannesse, 1900.)*

(3) *Les nouveaux établissements hospitaliers de Reims, annexes de Saint-Marcoul,* dans le *Courrier de la Champagne* du 1er mars 1897, et *Les établissements hospitaliers de Reims,* dans le même journal du 2 mai 1898. — Cfr. *Hospices civils de Reims, Compte moral de l'exercice 1900* (Reims, Marguin, 1901), en tête duquel M. Godfroy, secrétaire des hospices, a résumé les données essentielles sur chacun de ces établissements.

endroit, non loin du chemin de Bétheny, que se forme pour ainsi dire un quartier nouveau pour les hôpitaux rémois, car on y rencontre tout un groupe plein d'intérêt et d'avenir : Asile de convalescence pour les malades de l'Hôtel-Dieu, Annexe de Saint-Marcoul pour les enfants, Hôpital militaire. Nous arrêtons, sur ce terrain de l'avenir hospitalier de Reims, notre aperçu rétrospectif de l'un de ses plus utiles établissements, en souhaitant qu'il soit tenu compte, dans les progrès du xxe siècle, de la grande leçon du passé que nous avons évoquée dans un esprit de stricte justice et d'impartiale observation.

Reims, le 9 décembre 1901.

APPENDICE

I.

Extrait du Registre des fondations faites en l'hôpital de Saint-Marcoul, relatif à Marguerite Rousselet.

(Archives des hospices de Reims, fonds de Saint-Marcoul, C 2, f° 40, v°.)

« André Rousselet, bourgeois de Reims, a fondé en cet hôpital deux messes basses qui se doibvent dire, l'une à l'intention et pour le salut de l'âme de feue Margueritte Rousselet, sa soeure, le 16 janvier, veille de la feste de St Anthoine, et l'autre, pendant que le dit Rousselet vivera, le 20 du dit mois, et après à pareil jour qu'il décédera, et par chacun an à perpétuité, ainsy qu'il est porté par le contract passé par devant Tilquin et Rogier, le 19 décembre 1674.

« Ledit s[r] Rousselet est décédé le 3 7bre 1679, auquel jour se dira la messe cy dessus (1). »

On lit cette note à la suite, d'une autre écriture :

« On peut regarder Margueritte Rousselet comme institutrice de cet hôpital. A l'age de 27 ans, elle rassembloit (les pauvres malades) chez elle dans une petitte maison qui est englobé dans celle cy ; elle les pensoit et alloit de porte en porte, et dans la campagne, quester pour ses pauvres. Étante d'une santé délicatte, sa santé épuisée par ses travaux et sollicitudes, elle mourut à l'âge de 33 ans, le 17 janvier 1651. »

(*Archives hospitalières de Reims*, copie due à l'obligeance de M. L. Demaison.)

(1) Voici l'acte de sépulture d'André Rousselet : « L'an de grâce 1679, le quatrième septembre, est décédé en la paroisse de la Magdeleine, André Rousselet, teinturier, mary de Jeanne Suisse, aagé de soixante six ans, a esté inhumé dans le cimetière de cette paroisse où nous l'avons porté avec les cérémonies accoutumées ledit jour que dessus et ay signé et ses parens. *(Signé)* Jean Rousselet, Julian Delaistre. » *(Registre de la paroisse Saint-Denis de Reims pour l'an 1679, f° 33 recto, aux Archives communales.)*

II.

Hôpital Saint-Marcoul, dit des Incurables et des Écrouëllés, 1655-1702. — Son érection, ses services divers, ses administrateurs, son personnel et ses biens (1).

HÔPITAL DE St MARCOUL

N° 1. — *Le 8 May 1655.*

Maison de Ste Agnès unie à celle des Incurables.

Conclusion capitulaire portant consentement donné par les chanoines réguliers, prieur et couvent de l'abbaye de Saint-Denis de Reims, afin que MM. du Conseil de ville se servent pour la commodité des malades incurables, de la maison de Ste Agnès, de la chapelle et jardin qui en dépendent, contiguës à la maison desd. Incurables, dont le logement est trop étroit pour la quantité des malades.

Joint la permission donnée par M. l'abbé de St Denis, le 30 Juillet 1651, à MM. de ville de se servir, pour la commodité des malades Incurables, de la maison des Béguines de Ste Agnès, rue du Bourg St Denis ; à condition d'y laisser les femmes qui y demeurent pendant leur vie.

N° 2. — *Le 20 Juin 1656.*

Maison des Incurables de St Marcoul.

Échange passé devant Rolland, notaire à Reims, par lequel MM. les Administrateurs de la Maison des pauvres filles, fondée en la ville de Reims par M. de Magnieux, ont abandonné à

(1) Notes et renseignements, documents divers conservés aux Archives communales de Reims, copiés le 16 décembre 1894 sur l'*Inventaire de Le Moine*, pp. 591-95, liasse 33e, déposé à la Bibliothèque de Reims.

MM. du Conseil de ville la maison où les Incurables de St Marcoul sont demeurans, assise au bourg de St Denis, et ce en contr'échange d'une cense sise à Villers-Allerand, consistante en maison, jardin, clos de vigne et 50 jours de terre légués par feu Pierre Muiron par son testament.

Avec faculté de rachat dans 12 ans.

Joint la signification faite le 5 may 1660 par MM. de Ville qu'ils vouloient exercer le retrait de la cense de Villers-Allerand appart[te] aux Incurables.

N° 3. — *Le 17 Avril 1662.*

Communauté que vouloit former la Vve Brisset.

Conclusion de MM. du Conseil de Ville avec procès verbal de visite, contre la Dame Brisset, qui, par piété, mais sans autorization et sans ordre vouloit former une communauté composée de touttes sortes de gens des deux sexes, de la Ville ou Étrangers, qu'elle nourissoit du produit de ses quêtes, etc.

Joint : 1° Un arrêt du Conseil privé du 3 Juin 1662, qui renvoie pardevant M. l'Intendant sur les plaintes des Magistrats contre lad[e] Brisset.

2° Une vente faite devant Angier, notaire à Reims, le 16 avril 1663, par la Dame Brisset, femme du Sr Georges Varlet, à MM. de Ville pour la maison des Incurables de St Marcoul, d'une maison size à Reims, rue du Bourg St Denis, cour et jardin, ayant issue en la rue des Prêcheurs, moyennant 3,300 livres, dont partie sera employée à acquérir une autre maison pour les Dames de la Miséricorde.

N° 4. — *Mai 1683.*

Imprimé.

Lettres patentes données à Joigny par lesquelles S. M. a loué, approuvé et confirmé l'établissement de l'Hôpital des Incurables de St Marcoul pour la guérison des Enfants attaqués des Ecrouelles, sous la jurisdiction et discipline de Mgr l'Archevêque, ainsi que les statuts et réglements faits ou à faire par lui et ses successeurs. Veut S. M. que led. hôpital soit régi et gouverné par les 3 administrateurs, un ecclésiastique et deux Conseillers de ville, et les malades servis par de Bonnes filles qui seront par eux choisies, sans pouvoir être astreintes ni admises à aucune cloture et régularité monastique. Permis d'accepter et recevoir tous legs et donations, et d'acquérir tous fonds. Celui sur lequel seront bâtis les maison, chapelle, jardin et enclos, amorti.

Ensuite sont les enregistremens desdittes patentes ; le consentement de la Ville du 10 Janvier 1684. Et l'arrêt d'enregistrement du 29 Janvier 1684.

N° 5. — *Le 14 Mars 1687.*

Fondation des services de M. et Mme Varlet.

Transaction passée devant Dallier, notaire à Reims, entre MM. les Administrateurs de l'Hôpital de St Marcoul, d'une part, et Dame Jeanne Marlot, veuve M. Jean Varlet, d'autre. Par laquelle (pour entrer dans les Intentions dud. feu Sr Varlet qui par testament avoit légué aud. hôpital une maison paroisse St Hilaire, mais que pour des besoins urgens, il avoit depuis vendu), lad. de Veuve a donné aud. Hôpital la soe de 3000 l. moyennant laquelle il seroit à perpétuité fait un service le 20 avril, jour du décès du feu Sr Varlet, lequel service à deux messes basses et une haute en la chapelle dud. hôpital, à la fin dud. service sera donné à déjeûner à tous les pauvres aux frais de la Maison. Et pareillement une autre service après le décès de la dame Veuve.

Auxquels services seront invités MM. de Ville.

N° 6. — *Le 19 Juin 1702.*

Jouissance précaire du lavoir de Vesle.

Conclusion du Bureau d'Administration de l'hôpital de St Marcoul, portant acceptation de la jouissance d'une tour, place et lavoir, situés hors la porte de Vesle; avec promesse d'entretenir lesd. lieux de touttes réparations tout le temps que l'Hôpital en aura la jouissance, même de remettre le tout à MM. du Conseil, toutes fois qu'ils le jugeront à propos, sans aucune indemnité pour lesd. entretiens, réparations ou mieux value.

Joint une requête présentée à MM. les Administrateurs dud. Hôpital, à MM. du Conseil de Ville, vers 1776, pour les prier de leur permettre de faire construire le lavage en pierre, tant sur l'ancien emplacement que sur l'augmentation demandée; aux offres par l'Hôpital d'entretenir à ses frais tant la Tour que les murs de cloture.

(Archives communales de Reims.)

III.

État de l'Hôpital Saint-Marcoul de Reims dressé en l'année 1720.

État du revenu et de la dépense des pauvres de l'hôpital de Saint Marcoul de Reims en l'année 1720, et Mémoire de son establissement.

L'Hôpital de Saint Marcoul de Reims est établi par le secours des personnes pieuses et charitables qui ont fait des questes dans la ville en 1655 environ, auquel tems les ecrouelles y étoient en grande quantité à cause des eaux du pays qui ne sont pas saines parce qu'elles viennent dans du crouin, de sorte que ce mal se communiquoit très fort par la fréquentation; c'est ce qui a donné lieu aux habicans de faire des charités pour séparer ces sortes de malades d'avec ceux des hôpitaux pour éviter une plus grande contagion, et ont obtenu de Louis XIV des Lettres patentes en may 1683, en faveur de l'établissement de cette maison qui est d'un grand secours à la ville.

Depuis son establissement, l'hospitalitée y a toujours été exercez, de sorte qu'il n'y a que les pauvres de la ville seuls qui y soient receus gratuitement, sans distinction de sexe et autant qu'il s'y en présente.

Ceux des environs n'y sont receu charitablement que par tolérance, en donnant une très modique pention depuis trante livres jusqu'à soixante livres, et cela ce pratique pour le bien publique, parce que les personnes qui sont affligées de ce mal contagieux et commun dans ce pays pouroient par la fréquentation le communiquer à d'autres.

Les pauvres y sont au nombre de 90 malades, tant hommes que femmes, garçons et filles, qui occupent chaqu'un un lict. Nous attribuons ce peu de monde à la providance qui sçait le peut de revenu que nous avons à présent, puisqu'il est de la connoissance du public qu'il y en ay eut jusque à six et sept vingt, auquel temps l'on estoit obligé de les coucher à deux, n'ayant que cent licts.

Ils sont solicitées par douze sœurs, qui sont receu audit hôpital pour touttes leurs vies, sans dottes ny pentions.

C'est un père cordelier qui leur administre les sacrements et qui célèbre journellement la messe de la communauté, auquel l'on donne une rétribution annuelle porté à l'article 7 de la dépense.

L'on est aussi obligez d'avoir deux hommes qui font les fonctions de sacristains, chantres et maitre d'Ecolle; et des servantes pour blanchir les linges, auxquels l'on donne des gages, porté à l'art. 7 de la dépense.

Ledit hôpital est gouverné par trois administrateurs, un ecclésiastique et deux laïques, entre lesquels des deux laïques le dernier nommé par M^rs^ les maires et eschevins de la ville de Reims, fait la recette gratuitement et rend ses comptes pardevant Monseigneur l'Archevêque de Reims et à son absence M^rs^ ses grands vicaires, les députées du clergé et Monsieur le lieutenant des habitans assisté de deux conseilliers et eschevins de la ville.

Le revenu dudit hôpital consistoit les années précédantes. en plusieurs contracts de constitution de rente au denier 20 et 25, qui produisoient par an 3.808 livres 15 sols, dont les principaux sont entièrement remboursez en billet de banque, à l'exception de 4.100 livres portés à l'article 5 du revenu, qui sont resté au denier 25; lesquels billets de banque nous n'avons pu placer sur aucun particulier, eu égard à l'arrêt du Conseil d'État du Roy du 16e avril 1720, qui nous deffendoit d'en faire aucun employ, auquel nous nous sommes soumis en les mettant en partie sur l'Hôtel de Ville de Paris;

Sçavoir :

1.

6.100 livres de principal d'ancien contracts, qui étoient cy devant au denier 25, et qui sont reduit au denier 40, qui ne produit plus de rente que la somme de cent soixante dix sept livres dix sols, cy.......................... 177l 10s

2.

32.000 livres de principal placez sur ledit hôtel de ville au denier quarante, qui produit de rentes huit cens livres, cy.......................... 800l

3.

10.000 livres principal placez au rentes provinciallcs au denier 50, qui produirons de rente deux cens livres, cy.......................... 200l

4.

28.500 livres de principal sur le clergé de Reims, au denier 50, qui produiront de rente cy.. .... 570l

5.

4.100 livres de principal en plusieurs contracts qui n'ont pas esté remboursez, resté au denier 25, et qui produisent par an.......................... 164l

6.

5.000 livres en billets de banque qui sont resté en caisse des quels l'on espéroit le payement de la Banque Royalle, à quoi l'on n'a pu parvenir pour fournir au courant de la dépense, faute duquel payement l'on a esté obligez d'emprunter, depuis la suppression des billets, la somme de 3.000 livres en espèces pour les pressants besoins dudit hôpi tal, n'ayant aucuns deniers en main de la recette.

7.

La somme de quinze cent cinquante sept livres pour le produit de vingt petittes maisons scituez dans des rues destournées occupée par des artisans, cy.......................... 1.557l

A reporter... 3.468l 10s

Report... 3.468[l] 10[s]

8.

La somme de 165 livres dix sols pour censes et bois affermé en argent, cy.................... 165[l] 10[s]

9.

La somme de 600 livres pour pention en argent d'aucunnes filles amorties à la maison, pour leur vie et d'autres infirmes qui ne sont pas de la ville et qui sont receu à charge de pentions modiques, lesquels ne font pas un revenu fixe ny permanent, cy.. 600[l]

10.

La somme de deux cent livres du produit des ouvrages d'aucuns pauvres convalescans qui travaillent à faire des bas de laine, ce qui ne fait pas une manufacture reglée, cy............... 200[l]

Revenu en argent..... 4.434[l]

11.

Onze fermes louez en grain et qui produisent tous les ans tant en froment, seigle et avoine, 308 septiers, et qui ne se livrent que à racle et sans droit, sçavoir :

Froment.........	126	septiers.
Seigle............	92	—
Avoine...........	90	—
	308	septiers.

12.

Tous lesdits grains se consomment dans ledit hôpital avec cent septiers de froment que l'on est obligé d'achepter pendant l'année pour survenir à la nouriture des pauvres et treize septiers de pension viagère que l'on est obligé de donner à deux particuliers porté à l'article 4 de la dépense.

13.

Le produit des vignes raportent année commune dix à douze pièces de vin, ce qui fait la provision de la maison, avec trente pièces que l'on est obligé d'achepter tous les ans, porté à l'article 5 de la dépense.

Toutte la recette en argent de l'année 1720 tant des contract de constitution, maisons, fermes, pensions et ouvrages des pauvres ne monteront que à la somme de 4.434 livres, et qui produisoient les années précédentes 6.330 livres 10 sols, en sorte que le revenu dudit hopital est diminuez de la somme de 1.896 livres et les charités qui n'ont pas produit le sol depuis près de trois mois.

La dépense de l'hopital de Saint Marcoul :

1.

L'hopital de Saint Marcoul doit en rentes viagères à plusieurs particuliers la somme de deux mil trois cent quatre vingt huit livres seize sols, cy........................ 2.388l 16s

2.

La somme de 17 livres 4 sols 7 deniers de surcens perpétuel, cy........................ 17l 4s 7d

3.

La somme de 3675 livres pour viande, œufs, sel, fromages, légumes, espicery, estoffes pour les habits et cordonniers, cy............... 3.675l

4.

La somme de 500 livres pour cent septiers de froment, qu'il faut achepter tous les ans au surplus de ce que l'on reçoit des fermes de la maison, estimés ordinairement année commune cinq livres le septier, y compris 13 septiers de pention viagère que ledit hopital

A reporter... 6.080l 20s 7d

Report... 6.080l 20s 7d

doit à deux particuliers portés à l'article 12 du revenu, cy........................ 500l

5.

La somme de 750 livres pour trente pièces de vin qu'il faut achepter tous les ans au surplus de la recolte des vignes de la maison, estimée ordinairement cinquante livres la queue année commune, non compris le produit des dittes vignes, porté à l'art. 13 du revenu, cy........................ 750l

6.

La somme de 760 livres pour la provision de bois de chauffage et charbon année commune, cy........................ 760l

7.

La somme de 400 livres pour les gages du père cordelier, autres ecclésiastiques, chantre, maitre d'Ecolle, médecin, chirurgien, et servante, année ordinaire, cy........................ 400l

8.

La somme de 1.065 livres pour les massons, charpentiers, couvreurs, vitriers, menusiers, serruriers, tonneliers et boulangers, année commune, cy........................ 1.065l

9.

La somme de 532 livres pour achat de matereaux employez aux reparations de la maison dudit hopital et autres en dependantes, année commune, cy........................ 532l

A reporter... 10.087l 20s 7d

Report... 10.087l 20s 7d

10.

La somme de 250 livres pour la façon des vignes, compris fumiers, terres, et eschalats, cœuillette et pressurage des vins, année commune, cy 250l

Total de la Dépense en argent 10.338l

La recette totale ou tout le revenu en argent de l'hopital de St Marcoul (les grains du produit des fermes, les vins du produit des vignes consumés dans la maison) monte à la somme de quatre mils quatre cens trante quatre livres.

La dépense totalle dudit hopital de St Marcoul monte à la somme de 10.338 l.

Partant la dépense totalle excède la recette totalle de la somme de 5.934 l.

En sorte que la dépense excédant le revenu de 5.934 livres, ledit hopital ne peut subsister que par le secours des aumônnes et legs pieux des personnes charitables qui en connaissent les besoins, mais comme les charités sont entièrement retranchées, Sa Majesté est très humblement suppliée d'y pourvoir et d'ajouter foy au présent estat que nous, administrateurs, certiffions véritable et avons signez ce 20 Janvier 1721.

(Signé) : de Muizon, Rogier, Pierre Le Pescheur.

Nota. — Le même dossier contient des renseignements et rapports analogues pour l'Hôtel-Dieu (recettes totales : 79.415 l. 13 s. 8 d.), l'Hôpital-Général (recettes totales : 34.823 l. 16 s. 3 d.), l'hôpital de Sainte-Marthe, l'hôpital des Orphelins, ainsi que des correspondances et rapports particuliers sur ces divers établissements hospitaliers. La liasse avait été envoyée de Châlons à Reims pour les recherches de M. le Dr Langlet, et déposée à la Bibliothèque de la ville, le 4 novembre 1898.

(Archives départementales de la Marne, série C. Intendance de Champagne, Hôpitaux de Reims, 1916. — 1695-1753.)

IV.

État de l'Hôpital Saint-Marcoul (par Bidet, notaire) en 1758.

Cet hopital fut établi vers l'an 1650 pour les Malades qui étoient attaqués du mal des Écrouëlles. On a assez légèrement attribué cette Maladie à Reims, à la mauvaise qualité des puits de cette ville, en ce qu'ils sont creusés dans la craïe. Mais cette maladie est-elle donc plus particulière à cette ville qu'ailleurs, c'est ce qu'on ne peut pas soutenir affirmativement, ni encore moins qu'elle ne provient pas de quelqu'autres causes. En effet, si les eaux de puits en étoient la véritable cause, pourquoi donc n'a-t-on pas fait passer en cette maison les eaux de la Rivierre, lorsqu'elles ont été distribuées par toutte la ville. Et n'at on point supprimés les puits de cette même maison ? Mais ce qui doit démontrer effectivement que dans Reims les eaux de puits n'ont jamais été le véritable germe de cette maladie, c'est qu'avant la distribution dans cette ville des eaux de la rivierre, jamais aucun des bons habitans de cette ville qui n'usoient que des eaux de puits n'en ont été attaqués, et que parmi les moindres desd. habitans, elle n'a jamais eüe de prise que sur les plus misérables.

Comme la Maison du bourg St-Denis, en laquelle on logea d'abord ces malades, étoit trop petite pour les contenir, et les personnes qui étoient destinées à les servir, Henri de Maupas, abbé de St Denis de Reims, et directeur de la Maison des Béguines de St Agnès, cedda en 1651 cette maison, sa chapelle et ses dépendances aux lieutenant, gens du Conseil et échevins de Reims, pour le tout être joint à la maison des incurables, qui étoit contigüe.

Cette maison des Béguines de Reims, dont parle Guerin Goujon, chanoine de St Symphorien, dans son testament, étoit de la Société de ces filles dévotes fondées par Begge, fille de Pepin, duc de Brabant, et Lambert Begge, prêtre de Liège qui fleurissoit vers l'an 1170. Elles commencèrent à s'établir à Nivelle en Flandre en 1226, et en peu de tems elles se répandirent dans toute la Flandre, et même en France. Elles vivent du travail de leurs mains. Elles ont un genre de vie qui tient le milieu entre le Laïc et le Religieux, et ne sont astraintes par aucun vœu de pauvreté, ni d'obéissance.

Quelques unes de ces Béguines aiant données dans des erreurs pleines d'absurdité, cet institut fut aboli dans le concile de Vienne sous le pontificat de Clément V. Mais en 1311, Jean XXII, successeur de Clément, en expliquant le decret de ce Pape, déclara qu'il n'y avoit de Société éteinte que celles dont les Béguines étoient tombées dans l'hérésie.

Le couvent des Béguines de Reims, qui n'étoit point de ce nombre, subsista encore quelque tems Il servit depuis à loger de pauvres femmes qui y étoient entretenues par la ville, et de la charité des gens de bien. Il y en avoit encore vers l'an 1625.

La concession par l'abbé de St Denis, de cette maison, au corps de ville pour être jointe à celle des Incurables, fut approuvée par une conclusion capitulaire des chanoines réguliers de St Denis de l'an 1655. Confirmée par Lettres patentes du mois de may 1683, consentie par la ville en 1684. Elle avoit d'ailleurs été agrandie par l'acquisition de la maison dans laquelle la ve Varlet entretenoit des pauvres orphelins, comme on le dira dans l'article suivant. (De l'hôpital des Orphelins.)

L'administration de l'hôpital de St Marcoul n'est composée que de trois administrateurs, dont un Éclésiatique et deux Laïcs, qui y tiennent leur Bureau tous les vendredis à deux heures de relevée.

De l'hôpital des Orphelins.

La maison des Orphelins a pris naissance sous le Pontificat d'Antoine Barberin, cardinal et 90e archevêque de Reims, en 1662. La charité de Marie Brisset, veuve de Georges Varlet, bourgeois de Reims, donna lieu à cet établissement (1). Elle entretenoit plusieurs enfans des quêtes qu'elle faisoit à la ville et à la campagne, et elle eut bientôt amassé de quoi acheter une maison dans le bourg St Denis, où elle ouvrit une chapelle sur la rüe et fit poser un tronc, et un écriteau sur la porte avec cette inscription : *Maison de Notre Dame de pureté*, pour les pauvres orphelins. Les magistrats populaires s'élevèrent contre cet établissement, fait sans leur participation et leur consentement, comme pouvant être à charge au public et aux hôpitaux.

Ils obligèrent par ces raisons la veuve Varlet de se défaire de cette maison en faveur de l'hôpital de St Marcoul. Elle en emploïa les deniers à l'acquisition d'une autre rüe du Barbâtre, où elle se logea avec quelques Dames de la Miséricorde, et y entretint un grand nombre de jeunes enfans orphelins. (*Mémoires pour servir à l'histoire Eclésiastique et civile de la ville, cité et diocèse de Reims*, par M. *** (Bidet, Notaire), t. II, 1758, pp. 215 à 219, mss. de la Bibliothèque de Reims.)

(1) Sur les œuvres entreprises par la veuve Varlet, voir de la *Vie de Nicolas Roland*, par l'abbé Al. Hannesse, 1888, pp. 123 à 133.

V.

L'Hôpital Saint-Marcoult.

Notice du Pouillé du diocèse de Reims, dit de Bauny (1777).

On doit le principe et l'origine de cet établissement à la charité libre et volontaire de Mlle Marguerite Rousselet, qui commença en 1640 environ à retirer chez elle les pauvres attaqués du mal des écrouelles.

Cette Demoiselle laissa une partie de son bien et une maison pour engager la Ville à soutenir et continuer l'œuvre de charité qu'elle avait commencée.

Sa grande utilité fit qu'il se soutint pendant quelque tems des charités publiques, et il reçut ensuite un établissement stable d'une administration réglée par Lettres patentes du mois de mai 1683, enregistrées au parlement le 29 janvier 1684.

Tous les biens de cette maison consistent en de petites parties à titre de donations, legs, fondations et acquisitions faites sur les legs en argent, aumônes et économies des revenus.

Cet hôpital est tenu de recevoir tous les pauvres de l'un et de l'autre sexe attaqués du mal des écrouelles pourvu qu'ils soient natifs de Reims. Le nombre n'en est point fixé.

Ces pauvres sont traités par dix sœurs hospitalières, sous la direction d'un médecin et d'un chirurgien attachés à la Maison. Grand nombre des malades sortent guéris radicalement. L'esprit de charité et d'économie qui règne dans cette maison, a contribué successivement au soutient de son établissement et à sa perfection. Son utilité et son avantage pour la Ville sont unanimement reconnus.

La maladie qu'on y traite exigera toujours la division d'avec les autres hôpitaux et c'est cette sage prévoyance qui a été le motif et le principe de son premier établissement.

Sa position et la distribution de ses bâtiments y procurent

une grande salubrité d'air très nécessaire pour ne rien laisser à désirer sur les avantages de cet hôpital.

Il serait fort à souhaiter qu'il fut en état de recevoir les pauvres de la campagne qui sont attaqués des écrouelles, maladie contagieuse et incurable lorsqu'elle n'est pas traitée dès son commencement.

Le Bureau est composé d'un ecclésiastique toujours chanoine de la cathédrale, et de deux citoyens de la Ville.

L'administrateur ecclésiastique est nommé par le clergé et les deux administrateurs laïques le sont par les officiers municipaux. Il y a un prêtre pour la desserte de la chapelle et des fondations, et un Maitre pour l'éducation et la discipline des enfans.

Le Bureau nomme un Receveur pour toute la régie, et ses comptes se rendent pardevant les députés du clergé et de la ville présidés par Monseigneur l'Archevêque ou par un de ses grands Vicaires.

Cette Maison jouit année commune de 14000 livres de revenu, non compris le produit des grains des fermes qui se consomment dans la maison ainsi que celui du vin.

La bonne administration de ce revenu fait qu'il excède les charges de près de 1500 l. par chaque année, quoiqu'il y ait quatre vingt bouches, y compris les demi pauvres qu'on y reçoit à titre de pension très modique.

(Extrait du *Pouillé de Bauny*, *1777*, Ms. de la Bibliothèque de l'Archevêché de Reims, copie de M. l'abbé Lecomte, secrétaire.)

VI.

Hôpital Saint-Marcoult (1).

Notice par Lacatte-Joltrois (1818-1845).

L'Hôtel Dieu avoit toujours été chargé seul de recevoir tous les malades, même ceux qui étoient attaqués de maladies incurables, mais le mal des ecrouelles qui se communiquoit étant occasionné à Reims par les eaux crayeuses des puits qui sont la boisson du peuple (les fontaines n'existoient pas encore) et par les logemens humides des ouvriers en laine, il étoit nécessaire de les séparer des autres malades et de leur donner des secours particuliers, Marguerite Rousselet s'offrit en 1645 de se charger du soin de les soulager. On les reçut dans une maison du Bourg-St-Denis. Léonore d'Estampes, alors archevêque de Reims, et le conseil de ville secondèrent le zèle de Marguerite Rousselet, ainsi que plusieurs personnes pieuses qui, par leur grande charité, contribuèrent au soulagement de ces pauvres scrophuleux.

Pierre Angier, prêtre du diocèse de Reims, et natif de cette ville, fils de Hubert Angier, conseiller du roi, receveur des tailles audit Reims, mort en 1674 ou 1675, peut être regardé comme un des premiers fondateurs. Par son testament daté de 1674, il fait des legs à l'Hôpital de St Marcoult et demande à être enterré dans la fosse du pauvre scrophuleux dernier mort. Jacques Callou, prêtre chanoine et théologal de l'Église de Reims, qui mourut dans cette maison en 1714, y laissa une partie de ses biens.

Marguerite Rousselet ne jouit pas longtemps du fruit d'une œuvre aussi utile; victime de son zèle et de sa charité, elle mourut le 17 janvier 1651, âgée de trente trois ans, et Marie Goulard (2), qui avoit été la compagne de ses travaux, mourut le 26 décembre 1650.

(1) Sources. Feuille manuscrite de M. de Taisy, etc.

(2) Lisez *Marie Gourland*, d'après les plaques des fondations.

Henri de Maupas, abbé de St Denis de Reims, directeur de la maison des Béguines de Ste Agnès, céda en 1651 cette maison, sa chapelle et ses dépendances aux lieutenant gens du conseil, pour être jointe à celle des incurables qui y étoit contigue, à charge de laisser les Béguines qui y étoient leur vie durant. Cette concession fut confirmée par une conclusion capitulaire des chanoines réguliers de St Denis du 8 mai 1688.

Sœur Jeanne Lobreau succéda à Marguerite Rousselot et pourvut pendent deux ans aux besoins et au soulagement de ces malades; les infirmités la forcèrent de les abandonner.

Marguerite Dieppe (1), qui avoit été appellée dans cette maison en juin 1648, commença vers 1654 à y rassembler plusieurs filles charitables qui formèrent une communauté. Marie de Lor, native de Fismes, Anne Clain, Jeanne Bernard et Nicole Briet sont les seules dont on nous ait conservé les noms.

En 1683, le nombre des malades étant devenu plus considérable, on sentit la nécessité d'agrandir l'ancienne maison. M. Le Tellier, archevêque de Reims, et MM. du Conseil de ville, pénétrés de l'utilité d'un pareil établissement, sollicitèrent et obtinrent des Lettres patentes, dattées de Joigny en mai 1683, enregistrées au Parlement le 29 Janvier 1684, qui approuvèrent et confirmèrent l'établissement et la donation faite par les chanoines réguliers qui fut aussi consentie par la ville en 1684.

Les malades étoient en 1683 au nombre de quatre vingt dix, il n'y a pas dans cette maison de logement pour en contenir davantage. La communauté de la maison étoit de douze sœurs en 1790.

L'administration de cet hospice n'étoit autrefois composée que de trois administrateurs, un ecclésiastique et deux laïcs; aujourd'hui il est régi par l'administration générale des Hospices.

(1) Lisez *Madeleine Diépe*, d'après les mêmes plaques.

La chapelle de la maison de St Marcoult a été bâtie en 1664 sur les anciens fondemens d'une chapelle dédiée à Ste Agnès. Beaucoup de personnes se plurent à faire du bien à cette maison et notamment M. Antoine Fourdin qui lui laissa, en 1775, 24000 livres.

(Annexe.) Suit une déclaration de M. Lacatte-Joltrois (Jean-François-Nicolas-Noel) propriétaire, demeurant à Reims, rue Brûlée, n° 50, faite en faveur des sœurs de la communauté de St Marcoul, dans l'enquête ouverte le 6 janvier 1853 à la mairie en vue de leur demande à être légalement autorisées.

(*Mémoires historiques sur la ville et fauxbourgs de Reims*, 2e partie, pages 329 et 330, manuscrit inédit de la Bibliothèque de Reims.)

VII.

Tableaux et Œuvres d'art de l'Hôpital Saint-Marcoul.

Inventaire des Tableaux, Statues et Œuvres d'art conservés en l'Hôpital Saint-Marcoul (22 mars 1880).

Dans la nouvelle chapelle, et provenant de l'ancienne, se trouvent aux deux côtés du sanctuaire deux médaillons circulaires renfermant chacun un portrait sur bois du XVIIe siècle, l'un avec le buste de saint Remi, sous les traits et dans l'attitude de la statue de son tombeau, tourné à gauche et l'inscription : S. REMY APOTRE DE FRANCE ; — l'autre avec le buste de saint Sixte, en évêque, tourné à droite et l'inscription : S. SIXTE PREMIER ARCHEVEQUE DE REIMS.

Dans la même chapelle sont également conservées deux peintures sur toile de la même époque, avec leurs anciennes bordures, l'une représentant l'*Adoration des Bergers*, ayant décoré le retable de l'autel de l'ancienne chapelle; — l'autre représentant le *Sacrifice d'Abraham*, avec les personnages habituels de cette scène. (Hauteur de chacun des tableaux, 1^m 80 ; Largeur, 1^m 25.)

En différents locaux de la maison, dortoirs, escaliers, nous avons décrit plusieurs grands tableaux, dont les auteurs doivent appartenir la plupart à notre École rémoise des derniers siècles :

1. *Saint Pierre dans la prison Mamertine*, le saint fait jaillir une source avec sa main, nombreux personnages en différentes poses, grille dans le fond, doit être la copie d'un tableau de maître, sur toile, cadre en bois jaune (Haut. 2^m 50. Larg. 4^m 50.)

2. *L'Ascension*, les apôtres au bas de la scène, sur toile. (Haut. 2^m 60. Larg. 1^m 40.)

3. *L'Assomption*, mêmes dispositions et dimensions.

4. *La Vierge portant l'Enfant Jésus*, avec saint Joseph au

fond ; on voit au bas, à droite, le globe terrestre avec serpent enroulé autour, et dans le haut, à gauche, deux anges tenant une croix, peinture sur toile. (Haut. 1m 70. Larg. 1m 25.)

5. *La Cène*, le Christ debout tenant un plat, au centre, les apôtres à genoux, peinture sur toile. (Haut. 1m 80. Larg. 1m 55.)

6. *Saint Roch*, le saint assis au pied d'un arbre, tenant un bâton de pèlerin, ayant à sa gauche un chien lui offrant un pain, et à sa droite un ange debout portant un philactère sur lequel est écrit :

ERIS IN
PESTE
PATRONVS

Au bas, à gauche, se voit un écusson d'abbesse en losange, entouré d'une cordelière, surmonté d'une couronne de comte et d'une crosse tournée en dedans, les armes *d'or à trois grues de sable, posées 2 et 1, chacune avec la vigilance,* peinture assez curieuse, sur toile, se trouvant dans la cuisine (1). (Haut. 1m 50. Larg. 1m 15.)

Dans cette cuisine, on remarque tout l'ancien attirail de meubles et de vaisselle du XVIIe siècle, particulièrement sur la cheminée six petits chandeliers en cuivre jaune et deux appliques en cuivre de style Louis XIV. Sur le ménager en chêne à fuseaux, s'étalent de nombreux chaudrons de cuivre jaune et des plats d'étain, des bassins, aiguières, pots de camp, etc. Ils portent la marque de la maison poinçonnée : Figure de saint Marcoul, crossé, avec un enfant, et l'inscription datée : HOPITAL SAINCT MARCOVL, 1699.

Divers tableaux, la plupart modernes, représentant diffé-

(1) Ce sont les armoiries de Madame d'Angenne de Rambouillet, abbesse de Saint-Étienne-les-Dames de Reims, monastère d'où provient évidemment ce tableau.

rents personnages et entre autres Dom Mabillon, à la famille duquel se rattachait une religieuse de la maison récemment décédée, se trouvent dans le réfectoire des religieuses (1).

Comme œuvres de sculpture ancienne, nous devons signaler dans le jardin de la cour principale une statue en pierre de saint Joseph du XVIᵉ siècle, d'un type très caractéristique et bien préférable aux représentations modernes (2). C'est la

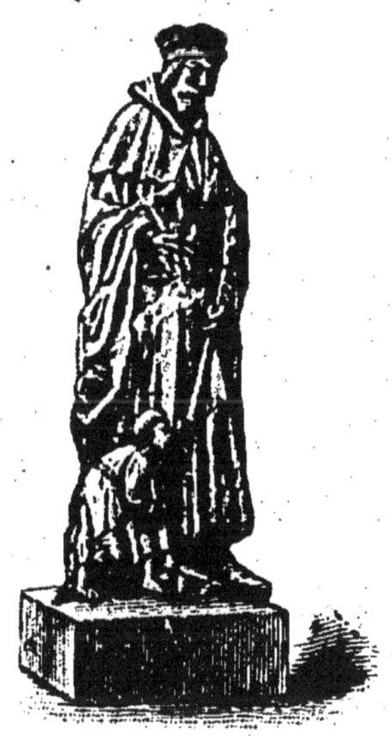

STATUE DE SAINT JOSEPH

figure d'un vaillant artisan de l'époque, tête barbue, coiffure en forme de mortier, manteau avec camail et capuche, robe serrée par une ceinture bouclée, à laquelle pend un étui contenant un couteau et d'autres instruments de travail ; il tient de la main gauche un rameau dont l'extrémité supérieure est garnie de feuillages ; et de la main droite une espèce de tarière avec un fer ou ciseau. Le bras repose sur une scie, et à ses pieds se trouve un maillet. Les pieds sont chaussés. Il tient l'Enfant Jésus, nue tête avec cheveux abondants, vêtu d'une

(1) *Travaux de l'Académie de Reims,* t. LXIV, p. 216.

(2) Cette statue, certainement antérieure à la fondation de Saint-Marcoul, a dû appartenir à la maison des Béguines de Sainte-Agnès. Elle a été photographiée par M. Ch. Demaison, en 1899, et il a bien voulu nous autoriser à reproduire cette œuvre d'art.

robe longue, pieds nus, un vilebrequin dans la main droite, le corps penché en avant, saisissant de la main gauche l'extrémité du rameau que tient le patriarche.

Dans un autre jardin, au nord de la chapelle, on a disposé un groupe sous une sorte de niche reposant sur les quatre colonnes en pierre avec chapiteaux corinthiens de l'autel de l'ancienne chapelle. Ce groupe est un travail de l'époque de Louis XIII, offrant le Christ sur les genoux de sa mère, et à ses côtés sainte Marie-Madeleine, portant un vase de parfum, et saint Jean l'Évangéliste tenant la couronne d'épines. (Haut. des statues en pierre, 1m 50.) On attribue cette œuvre à l'un des sculpteurs du nom de Jacques, mais sans plus d'authenticité que pour les autres sculptures qui se rencontrent à Reims en d'autres endroits.

Enfin, comme spécimens très intéressants de l'ancien art du plombier, nous indiquerons les deux bassins des descentes d'eau en plomb du XVIIe siècle, décorés d'ornements variés qui sont encore en place sous la toiture des bâtiments de la grande cour, l'un au Midi, l'autre du côté de la chapelle ; le plus complet se trouve près de la cuisine. Ils méritent tous les deux la sollicitude et la protection éclairée des administrateurs.

Quelques escaliers sont aussi garnis de leurs rampes à fuseaux, et l'un d'eux d'une grille en fer battu d'un bon dessin d'enroulements dans le style Louis XIV. Une autre grille en fer, du même genre, ferme le jardin en face de la porte d'entrée sur la rue Brûlée. La porte principale sur la rue Chanzy conserve son aspect ancien (1), avec le titre de l'hôpital sur un cartouche en marbre et une croix en fer surmontant le fronton. Cette croix repose sur un socle en pierre, qui paraît être un débris d'une ancienne croix gothique du XVIe siècle.

(1) On conserve aux Archives hospitalières les plans de reconstruction de la façade sur la rue vers le milieu du XVIIIe siècle, avec les dessins de la porte et du fronton qui était surmonté primitivement d'une croix en pierre, détruite à la Révolution et remplacée ensuite par la croix en fer actuelle (octobre 1902).

VIII.

Inscriptions de Saint-Marcoul, Cloches et Mentions diverses (1645-1818).

INSCRIPTION DE FONDATION.

L'HOSPITAL
DE SAINT MARCOVL
POVR LES PAVVRES
AFFLIGEZ DESCROÜELLES

Enseigne sur bois, lettres jaunes ombrées de noir sur fond gris, autour encadrement orné de rinceaux, en dépôt dans un grenier. Ce tableau, qui devait surmonter la porte de l'hôpital au début de sa création, vers le milieu du XVIIe siècle, a figuré à l'Exposition historique de la Médecine rémoise, organisée par le docteur O. Guelliot, dans une salle de l'Exposition rétrospective si remarquable ouverte par la ville de Reims à l'Archevêché en 1896. (*Catalogue*, page 122, n° 172.) Sa reproduction se voit dans l'Album de cette exposition, photographié par F. Rothier.

INSCRIPTION DE LA CUISINE.

Dans la cuisine de l'hôpital, sous le ménager (1), on lit sur un losange du pavé cette inscription commémorative :

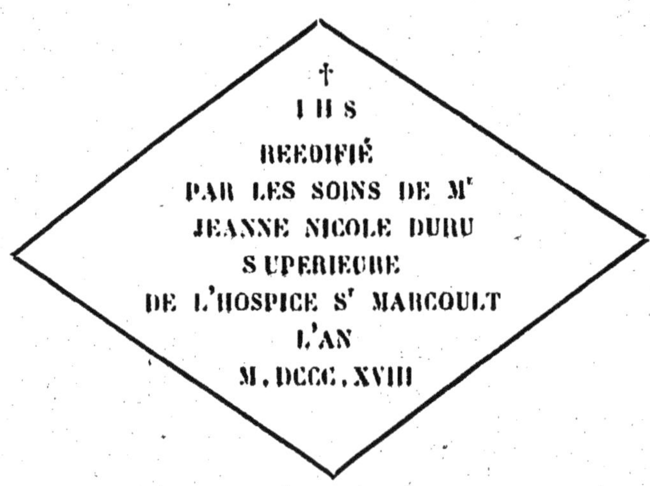
†
I H S
REEDIFIÉ
PAR LES SOINS DE Mr
JEANNE NICOLE DURU
SUPERIEURE
DE L'HOSPICE St MARCOULT
L'AN
M. DCCC. XVIII

Pierre grise de 0m31 de côté, sous le texte cœur gravé.

On lit aussi le nom de la première supérieure après la Révolution, tracé par un ouvrier charpentier sur un débris de bois d'un ancien plancher en sapin qui a été conservé pour honorer sa mémoire et prouver son zèle pour l'entretien de la maison : *Sœur Catherine Supérieur a frapée le premier clout du plangée ce 24 août 1803*. Il s'agit de Catherine Muzart dont la sépulture sera indiquée plus loin.

(1) Sur ce ménager s'étagent encore de nombreux plats d'étain, bassins, pots, etc., portant pour marque la figure de saint Marcoul avec ces mots : *Hôpital Sainct Marcoul, 1699.*

CLOCHES.

§ 1er. — *Cloches de l'ancienne chapelle, démontées et refondues pour la nouvelle chapelle* (1).

(Textes copiés le 22 mars 1880.)

Première cloche.

† JAI ETE BENITE EN 1778 ET NOMMÉE CATHERINE PAR MESSIRE MÉDÉRIC ‖ POMMYER DES ARCHES DOYEN ET CHANOINE DE NOTRE DAME ET PAR MADAME ‖ MARGUERITTE CATHERINE COQUEBERT. (Figure du Christ en croix sur un fleuron. — Diamètre de la cloche, 0m35 à la base et 0m29 de hauteur.)

Deuxième cloche.

LAN 1812 JAI ETE NOMMÉE MARIE ANNE ‖ PAR MR LOUIS VICTOR PARANT ET MLLE VICTOIRE ‖ MARIE ANNE GAILLOT. ‖ BRAQUEHAYS FONDEUR. (Figure de saint Marcoul en abbé, touchant un enfant. — Diamètre de la cloche, 0m34 à la base et 0m29 de hauteur.)

Troisième cloche.

JAI ETE NOMMÉ JACQUELINE NICOLLE PAR M. JACQUES NICOLAS DELAUNOIS DESSERVANT DE ST MARCOUL ‖ SŒUR NICOLLE DURU ÉCONOME DE L'HÔPITAL ST MARCOUL DE REIMS. (Figure du Christ en croix, la Vierge au pied. — Diamètre de la cloche, 0m33 à la base et 0m24 de hauteur.)

§ 2. — *Cloche de la communauté* (2), *suspendue à la mansarde d'un grenier sur la cour principale, légende lue incomplètement d'un seul côté :*

... SALVE RADIX SANTA AVE REGINA SELORVM *(sic)*..... (Caractères gothiques du XVe ou XVIe siècle, course de fleurs de lis au sommet, l'inscription au dessous, filets au bas. —

(1) Bénédiction des nouvelles cloches de Saint-Marcoul indiquée au *Bulletin du diocèse de Reims*, 15e année, 1882, p. 474, l'article renvoie pour les détails au *Courrier de la Champagne* du 16 septembre 1882.

(2) Cloche provenant sans doute des anciennes béguines de Sainte-Agnès.

Diamètre au bas, 0^m29 ; hauteur sans le mouton, 0^m25, et avec le mouton, 0^m47.

§ 3. — *Clochette en bronze dans la chapelle pour le service de l'autel, de la fin du XVe siècle ou du commencement du XVIe. Au sommet, inscription gothique :*

AVE..... CELORVM

Le mot REGINA a été effacé, probablement en 1793, ainsi que des armoiries qui se trouvaient à la suite de l'inscription. Deux roses suivent la légende qu'entoure un double cordon.

§ 4. — *Ancienne horloge du chœur de la cathédrale, transférée à l'hôpital Saint-Marcoul, inscription en capitales :*

M^RS F : MAVCROIX (1) : ET : I ·.....LS
N · TOVS · CHANOINES :
M'ONT : FAI...FAIRE : PAR :
IEAN : LE ·....................
ANNÉ : 1669 ;

(Largeur de la cage, 0^m63 sur un côté et 0^m78 sur l'autre, sur 1^m24 de hauteur. Les noms incomplets sont cachés par une ferrure.)

(1) *François Maucroix*, littérateur français, ami de La Fontaine, chanoine de Reims le 8 avril 1647, mort en cette ville le 9 avril 1708. (WEYEN, *ms cité plus haut, præb.* 69.)

IX.

PIERRES COMMÉMORATIVES DES BIENFAITEURS.

(Inscription de l'ancienne chapelle de l'hôpital Saint-Marcoul.)

A LA GLOIRE DE DIEV
ET A LA MÉMOIRE DE ANTOINE LEVESQVE
ÉCVYER S^r DES CROYERES PREMIER EXEMPT
FRANÇOIS DES CENT SVISSES DE LA GARDE
ORDINAIRE DV CORPS DV ROY ET PREMIER
GENTIL-HOMME VENEVR DES CHASSES ROYALLES
POVR L'ÉQVIPAGE DV SANGLIER, DÉCÉDÉ LE
8 AVRIL 1673
POVR SATISFAIRE AVX PIEVSES INTENTIONS
DVQVEL DAM^lle CATHERINE LELEV SA VEVFVE A
FAIT DON A CET HOSPITAL D'VNE MAISON ET
HERITAGES SCIS A SAINT LÉONARD ET VNE
CENSE A THILLOIS DECLAREZ AV CONTRACT DE
CE FAIT ET PASSÉ PAR DEVANT TAVXIER ET
LELEV NOTAIRES ROYAVX A REIMS LE 20e JVILLET 1673
A CONDITION DE FAIRE DIRE ET CELEBRER
A LA CHAPELLE DE CEANS VNE MESSE BASSE
TOVS LES JEVDIS DE LA SEMAINE A SEPT
HEVRES DV MATIN ET ENCORE APRÈS LE DECEDS
DE LADICTE DAM^elle LELEV SIX MESSES BASSES POVR CHA
CVN AN SCAVOIR TROIS AV 8e AVRIL ET LES TROIS
AVTRES A PAREIL IOVR DV DECEDS DE LADICTE
DAM^elle LELEV ARRIVÉ LE *(laissé en blanc)*
PRIEZ DIEV POVR EVX

Pierre blanche, lettres capitales égales de 1 cent. 1/2 hauteur 0^m63, largeur 0^m40.

Copie du 16 mars 1848, dans la chapelle de Saint-Marcoul, aujourd'hui démolie et sans traces connues.

Note de M. Menu-Picart, transcrite en entier le 2 novembre 1893, d'après l'obligeante communication de M. Henri Menu, son fils, employé à la Bibliothèque de Reims.

A LA GLOIRE DE DIEV
ET A LA MEMOIRE DE NICOLLE
BOVRGONGNE FILLE DE FEV Mr DANIEL
BOVRGONGNE VIVANT CONSEILER DV
ROY CONTROLEUR AU GRENIER A SEL
DE CETTE VILLE, ET NICOLLE BERGIER
SA FEMME, LAQVELLE PORTÉ DE
CHARITE ENVERS LES PAVVRES ET
POVR LE SOVLAGEMENT DE SON AME
A. LÉGVÉ PAR SON TESTAMENT A CET
TE HÔPITALE LA SOMME DE 500 CENS LIVR.
A CHARGE D'ESTRE CHANTÉ EN
LEGLISE OV CHAPELLE D'ICELVY P.
CHACVN AN A PERPETVITE VNE
MESSE HAVTE ET VIGILLES A NOTTES
LE 3me NOVENBRE AINSI QVIL EST
PORTÉ PAR CONTRACT PASSÉ PAR DEVEN
....
....

(Sans indication de provenance.)

Inscription transcrite par M. Menu-Picart (vers 1850), probablement dans l'ancienne chapelle de Saint-Marcoul. Lettres capitales égales, les u en v. (Communication de M. Henri Menu, 2 novembre 1893.) Ces deux inscriptions auront disparu sans doute lors de la démolition de l'ancienne chapelle sans laisser de traces. La dernière peut d'ailleurs avoir appartenu à un autre hôpital.

SÉPULTURE DE L'ABBÉ MUSART.

L'ancienne chapelle de Saint-Marcoul reçut en 1830 les ossements de l'abbé Musart, curé de Somme-Vesle, victime des troubles religieux sous la Révolution et guillotiné à Reims en 1795 (1). Sa vie a été écrite sous la Restauration avec tous les souvenirs qui s'y rapportent, et nous renvoyons aux documents que possède sur ce sujet la Bibliothèque de Reims (2). Il suffit de rappeler ici le lien qui rattache la mémoire de l'abbé Musart à l'hôpital Saint-Marcoul, mais ajoutons qu'aucune épitaphe n'est visible dans la chapelle actuelle.

SÉPULTURE DE CATHERINE MUZART.

La sépulture générale des sœurs de Saint-Marcoul se trouve au cimetière du Nord dans le plus simple encadrement sur le côté droit de la chapelle. On y lit sur le socle en pierre d'une croix en fonte : *A la Mémoire des Sœurs Hospitalières de la*

(1) 11 mars 1795. Nicolas Musart. — « Ce jourd'huy vingt un ventôse quatrième année Républicaine, cinq heures du soir, sur l'avis donné en la maison commune de Reims à moi Antoine Dubart, officier public de ladite commune, par les citoyens Jean-Baptiste Létoffé, âgé de vingt sept ans, demeurant rue de la Magdeleine, et Claude Donce, âgé de quarante deux ans, demeurant rue des Telliers, tous deux fossoyeurs en cette commune, que Nicolas Musart, âgé de quarante et un ans, natif et ex-curé de Somme-Vesle et Poix, était décédé aujourd'huy rue de la Couture, j'ai rédigé le présent acte que j'ai signé avec les comparants après lecture faite. — *(Signé) :* A. Dubart, Létoffé, Donce. » — *(Registre des décès de l'an IV*, 1795-96, *à la Mairie de Reims*, f°s 12 verso et 13.)

(2) *Catalogue du Cabinet de Reims*, t. IV, 1896, pp 183 et 184. On lit dans l'un des livres cités : « Au mois d'octobre 1830, le coffre (des ossements de l'abbé Muzart), après avoir, par mesure de sûreté, passé quelque temps dans la terre, fut cédé par les Carmélites aux religieuses de l'hospice de Saint-Marcoul. Celles-ci, heureuses de posséder un dépôt si précieux aux yeux de la religion, le conservent depuis quatorze ans et l'entourent de leur vénération. » *(Vie de M. Muzart*, par J.-N. Loriquet, 3e édition, 1845, p. 123).

Communauté de Saint-Marcoul. De Profundis. Elles reposent là tour à tour au milieu des vieux souvenirs rémois.

L'épitaphe de Catherine Múzart se lit au mur extérieur de la chapelle du cimetière du Nord, sur une petite plaque en marbre noir, en forme de losange, ainsi conçue :

A 30 pieds d'icy repose le corps de S. Catherine Muzart, supérieure de la Communauté et de l'Hôpital de St Marcoul, décédée le 9 janvier 1813, dans la 90ème année de son âge, ayant passé 77 ans au service des pauvres dudit hôpital : Ses filles en pleurs ont fait poser cette épitaphe à la mémoire de leur mère et leur Modèle. Requiescat in pace.

X.

Tables générales des Bienfaiteurs gravées sur marbre et posées en 1850 dans le vestibule.

Première plaque.

Mlle Marguerite ROUSSELET, fondatrice de l'Hôpital de Saint-Marcoul, dit Hospice des Incurables, en 1645, décédée le 17 janvier 1651, à l'âge de 33 ans, victime de son zèle et de sa charité.

Mlle Rousselet fut secondée dans son œuvre de bienfaisance par les Dames dont les noms suivent, et qui, réunies en communauté, furent les premières religieuses de Saint-Marcoul :

1645. Mlle GOURLAND (Marie).
1645. Mlle LOBREAU (Jeanne).
1648. Mlle DIEPE (Madeleine).
— Mlle DELOR (Marie).
— Mlle CLAIN (Anne).
— Mlle BERNARD (Jeanne).
— Mlle BRIET (Nicolle).
1651. Mme Vve CAROTIN (Marie Charpentier).
1655. Mlle LEGRÈS (Nicolle).
1659. HUBERT (Jean), receveur de Saint-Marcoul.
1661. HANS (Simon), prêtre.
1663. GONEL (Thierry).
1664. PETIT (Claude).
1665. MAILLEFER (Jean).
1665. MUIRON (Pierre).
1665. DE HARDOUVILLE (Louis).
1665. Mme Vve DE BROUSSY (Pérette Dorval).
1666. DEY, archidiacre (1).

(1) C'est de lui qu'il est question dans la séance du Conseil de ville du 12 juin 1657, comme cherchant à Paris des ressources pour Saint-Marcoul.

1669. Mme Vve LESPAGNOL (Élisabeth Coquebert).
1669. Mme Vve PITAT, (Marie d'Esclisse).
1670. PETIT (Hubert).
1671. MARLIER (Gérard), prêtre.
1673. DURMAS (Simon).
1673. Mme Vve MARCELLIN (Élisabeth Dannequin).

Deuxième plaque.

1673. Mme Vve LEVESQUE DES CROYÈRES (Catherine Leleu) (1).
1673. Mme DURMAS (Jacquette Compère).
1674. ANGIER (Pierre), prêtre.
1674. SIMON (Aimée).
1679. Mme Vve ADAM et BLANCHEBARBE.
1680. FAVRÉAU (Remi).
1680. MARLOT (Michel), prêtre.
1682. Mme LASNÉ (Marie Mingot).
1682. Mlle MOREL (Philippe).
1684. ANGIER (Henry).
1685. Mme Vve DUBOIS.
1686. Mme DE LUDES.
1686. Mlle COMPÈRE (Simonne).
1686. Mlles BAUMONT (Élisabeth et Suzanne).
1686. Mlle DE CIRCOURT (Barbe).
1687. VARLET (Jean), procureur au présidial.
1687. Mlle ROUSSEAU (Marie).
1688. Mme Vve DE MONTIGNY (Élisabeth Flamain).
1689. Mlle FRANSQUIN (Laure-Claude).
1690. Mlles LEMAISTRE (Élisabeth et Claude).
1691. Mlle FION (Marguerite).
1693. Mme Vve CHERTEMPS DU MOUSSET (Élisabeth Paris).
1693. CHERTEMPS (Philippe), seigneur de Machault.
1695. CAILLAMBAULT (Guillaume).

(1) Son épitaphe, rapportée plus haut, subsista dans la chapelle de Saint-Marcoul jusqu'à sa démolition.

1696. HILLET (Pierre).
1696. FAVART (Jacques).
1696. JOSSETEAU (Charles), prêtre.
1697. DESMOLINS (Charles), chanoine.
1697. Mlle DROINET (Marguerite).
1697. Mlle DE BAR.
1697. CALLOU (Jacques), administrateur de Saint-Marcoul.
1698. Mlle MINGOT.
1698. M. et Mme LECOCQ.

Troisième plaque.

1701. COQUEBERT (Thomas), prêtre.
1701. LEDOUX (Jean).
1701. Mme LEDOUX (Marie Frizon).
1702. Mlles FRÉMIN (Élisabeth et Nicolle).
1702. Mme Vve NOUVELET (Jeanne Cordier).
1702. HILLET (Louis), prêtre.
1703. COUTIER (Nicolas).
1703. ROLLAND (Jean), prêtre.
1705. JOSSETEAU (Henry), chanoine.
1705. DES HAIES (Jean).
1706. PÉPIN (Claude).
1707. ROLAND (François), lieutenant des habitants.
1708. VALENTIN (Adam).
1708. Mlle PICOT (Louise).
1708. Mlle MARCHAND (Gillette).
1710. GIRAUD (François), chanoine.
1711. Mme Vve BAYEU (Gérarde Carangeot).
1711. LETOURNEUR.
1713. VANIN (Jacques).
1713. DE SINOLY, prêtre.
1713. Mlle DAYART (Marie).
1714. Mlle ROSE (Françoise).
1714. DRESLON, prêtre.
1714. Mlle THIRION (Jeanne).

1714. Mlle DUBOIS (Jeanne).
1715. Mlle POURRU (Adrienne).
1715. HUON (Jean), prêtre.
1715. Mlles FRÉMIN (Élisabeth et Nicolle).
1715. Mlle DE LANCY (Madeleine-Marie).
1716. BACHELIER (Nicolas), chanoine.
1717. Mme la comtesse DE SAINT-SOUPLET.
1718. Mlle AUDRY (Marie).
1718. PILLIER (Claude), chanoine, administr de St-Marcoul.
1718. PILLIER (Jacques), administr de l'Hospice général.

Quatrième plaque.

1718. Mlle DUBOIS (Jacquette).
1718. Mme BAILLET (Perette Desmoulins).
1719. Mlle JOSSETEAU (Marguerite).
1719. Mlle AUDRY (Françoise).
1719. NOIRON (Antoine), chanoine.
1719. Mme Vve GONEL-CAILLAMBAULT.
1719. Mlle AUDRY (Marguerite).
1720. Mme COQUEBERT (Marie).
1722. Mlles LEFÈVRE (Jeanne et Catherine).
1725. Mlle DESMOULINS (Charlotte).
1728. Mlle REGNARD (Jaqueline).
1728. POITEVIN (Antoine), chanoine.
1728. DE MONGEOT (Claude), seigneur de Saint-Euphraise.
1728. Mlle CAILLET.
1733. MAUGRAS, seigneur d'Arcis.
1733. Mlle DRUSSON (Marie-Anne).
1737. Mlle VERMISSON (Marguerite).
1738. CREVÉ (Antoine).
1738. MINET (Étienne).
1738. Mlle COMPAIN (Barbe).
1738. Mme DUQUESNOY (Pérette Jobart).
1738. CREVÉ (Thomas).

1739. Mlle Chatelain (Marie-Françoise).
1740. Mme Vve Béguin (Charlotte Coquebert).
1740. Leverné (Henry).
1740. Mme Vve Billet.
1740. Mlle Leverné (Pérette).
1743. Billaudel (Guillaume).
1744. Mlle Fransquin (Marie).
1745. Mlle Verdun (Thomasse).
1745. Mlle Coquebert-Varry (Marie).
1746. Fillion (Charles-Jean-Baptiste), chanoine.
1747. Mercier (Guillaume).
1748. Billet (Louis).
1748. Charlier (Guillaume).
1750. Mme Vve Chrétien (Marie Cliquot).
1753. Rogier (Jean-François), lieutenant des habitants.
1753. Baillet (Nicolas), notaire, receveur et administrateur de Saint-Marcoul.
1753. Rogier (Henry-Jacques).
1754. Le Pescheur (Pierre), administrateur de St-Marcoul.
1754. Hénin (Nicolas), chanoine, administr de St-Marcoul.
1754. Rogier (Philippe), administrateur de Saint-Marcoul.
1757. Marlot-Levesque.
1758. Mlle Picart (Madeleine).
1763. Mme Vve Silvestre (Marie Chemin).
1764. Le Pape de Kervilly (Hyacinthe), chanoine, administrateur de Saint-Marcoul.
1766. Fourdin (Antoine).
1775. Sa Majesté Louis XVI, roi de France (1).
1775. Frizon de Blamont (Armand-Auguste), chanoine.
1782. Mlle Carbon (Marie-Anne).
1782. Aprin, chanoine.
1783. Fourdin (Remi-Prothais).
1785. Lefèvre, prêtre.

(1) Les circonstances de la visite de Louis XVI à l'hôpital Saint-Marcoul, en 1775, sont conservées dans un procès-verbal des Archives hospitalières.

1785. ANCEAU, chanoine.
1785. LÉA (Nicolas), chanoine.
1817. M. l'abbé VINGT-DEUX.
1820. M. et Mme NOËL-CAQUÉ (1).
1822. RENART (Nicolas).
1823. Mlle RENART (Marie-Jeanne).
1825. Sa Majesté CHARLES X, roi de France.
1827. Mlle PIOT (Marie-Jeanne).
1831. Mme Vve SUTAINE (Jeanne-Marie-Françoise Bertherand).
1831. FOREST (Jean-Louis).
1834. Mme Vve GRAVE (Élisabeth Legrand).
1835. Mr et Mme ANDRÈS-HUGÉ.
1846. Mlle CHEVALOT (Héloïse).
1852. Mlle CARLIER (Marie-Françoise-Victoire).
1861. CHARBONNEAUX (Marguerite-Cilinie), sœur hospitalière de Saint-Marcoul.

Sixième plaque.

1814. DESSAIN (Simon-Antoine).
1819. Mme MAILLEFER (Marie-Thomasse Ruinart).
1857. ANDRÈS (Henry-André).
1860. HENRIOT (Nicolas).
1861. Mlle BRION (Anne-Marie).
1863. MACHET (Philbert).
1864. Mme Vve PLUMET (Marie-Françoise-Éléonore Folliart).
1864. DE HÉDOUVILLE (Alexandre-Marie).
1864. Mme LECARREUX (Marie-Agathe-Rosalie), supérieure de Saint-Marcoul.
1864. SEILLIÈRE (Nicolas-Ernest).
1865. CROUTELLE (Emmanuel-Charles-Théodore), ancien administrateur, et Mme VERMÈRE (Marie-Félicité), son épouse.

(1) Le docteur Nicolas Noël (1746-1832), figure bien connue de la biographie rémoise, fut médecin de l'hôpital Saint-Marcoul. Son nom vient d'être donné par décision municipale à cet établissement au moment où paraît cette notice (octobre 1902)

1865. Mme Vve JEUNEHOMME, née Inès de Vivès.
1866. Mme Vve DÉLIUS, née Félicité Legrand.
1866. Mme Vve GUILLOT-HARMEL.
1866. SOCIÉTÉ DES DÉCHETS DE LA FABRIQUE DE REIMS.
1867. MARGUET (Jean-Baptiste), notaire honoraire, ancien administrateur des hospices,
1867. GODART (Nicolas-Eugène), curé d'Isles-sur-Suippe.
1869. Mme Vve BABA, née Gillot.
1869. ROMAGNY (Joseph-Germain-Prosper).
1869. GOULET (Georges-Alfred).
1870. LEGRAND (François-Auguste), administrateur des Hospices.
1870. SAUBINET (Étienne).
1870. TAPIN (Louis-Charles-Pierre), président des Hospices.
1870. Mme PELLETIER-CHAMPAGNE.
1870. Mlle DEMANCHE (Alexandrine-Théodora-Anaïsse).
1870. PIPER (Henri-Guillaume).
1870. ROEDERER (Louis).
1871. MARQUET (Jean-Baptiste-Auguste).
1872. Mme Vve ROLIN-CHEVRAY.
1872. LOTH (Alexandre-Ferdinand).
1873. Mme Vve BELLY, née Cordier de Marville.
1875. LEROUX (Jean-Jacques-Louis-Magloire).
1875. L'HUILLIER (Antoine-Honoré-Jean-Baptiste).

Septième plaque.

1873. Mme LEFERT-DESMAREST.
1873. M. LEFERT-DESMAREST.
1874. CANART-PÉRARD.
1874. Mme JACOB-BOULANGER.
1875. MAILLE-LEBLANC.
1875. DE VIVÈS-CRÉPINET.
1875. Mme DE VIVÈS-CRÉPINET.
1876. Mme CHARBONNEAUX-DEVIVÈS.
1877. Mme Vve KRAFFT-MUMM.

1877. Lanson (Ferdinand).
1877. Noel (l'abbé).
1877. Mlle Nurdin.
1879. Mme Chabaud-Raquiart.
1879. M. Hannesse (Pierre-Charles), chanoine honoraire, curé-doyen d'Ay.
1879. M. Hannesse (Pierre), supérieur de Saint-Marcoul, chanoine titulaire.
1880. Rome (Léonard), ancien avoué.
1881. Mme Vve Colin (Daniel).
1881. Kunkelmann (Jacques-Charles-Théodore).
1881. Mme Vve Pavillier (Mathieu).
1881. Mlle Lallement (Henriette-Françoise).
1882. Lochet aîné (Charles).
1883. M. et Mme Lucas-Billet.
1884. Mlle Gosse (Marie-Françoise-Anastasie).
1886. Fortel-Scheppert.
1886. Mme Vve Vandame-Grandel.
1890. Mme Vve Gerbault-Sibire.
1891. Prévost-Robert.
1892. Mme Vve Jacquemart-Varlet.
1893. Mlle Flobert (Eugénie-Catherine).
1893. Mme Vve Cochard-Goujon.
1894. Mlle Duchêne (Clémence-Irma).
1895. Mme Vve Rivart-Prophétie.
1895. M. Rogelet (Charles-Louis).
1895. Mlle Gallois (Jeanne-Marcelline).

Huitième plaque.

1896. Mme Vve Mennesson-Tonnelier.
1896. Mme Hettich-Gannelon.
1896. M. J. Pinon et Husson et J. Beaufils.
1896. Mme Vve Choppin-Vellard.
1896. Mme Cousinard-Nouillet.

1896. M. Jolicoeur (le docteur Henry), administrateur des Hospices.
1896. M. Collet (Honoré).
1896. Mme Vve Goulet (Henry), née Renauld.
1897. M. Robert (Jules-Étienne).
1897. M. Boulogne (Alexandre).
1897. Mme Vve Weicker-Colson.
1899. Mme Vve Villemot-Barrois.
1899. Mme Vve Levieux-Lecru.
1899. M. Brunesseau (François-Jules).
1899. M. Broyard (Justin-Louis), ancien administrateur.
1900. M. Ibry (Jean-Anatole).
1900. Mme Vve Leboeuf-Delaby.
1900. M. Bonnefoy (Alphonse-Auguste).
1901. Mlle Dupont (Marie-Joséphine).

TABLE DES MATIÈRES

L'HÔPITAL SAINT-MARCOUL DE REIMS

(1645-1900)

Reims, Imprimerie de l'Académie (N. Monce, dir.), rue Pluche, 24. (96126)

www.ingramcontent.com/pod-product-compliance
Ingram Content Group UK Ltd.
Pitfield, Milton Keynes, MK11 3LW, UK
UKHW022130190726
13855UKWH00003B/1094

9 782012 899599